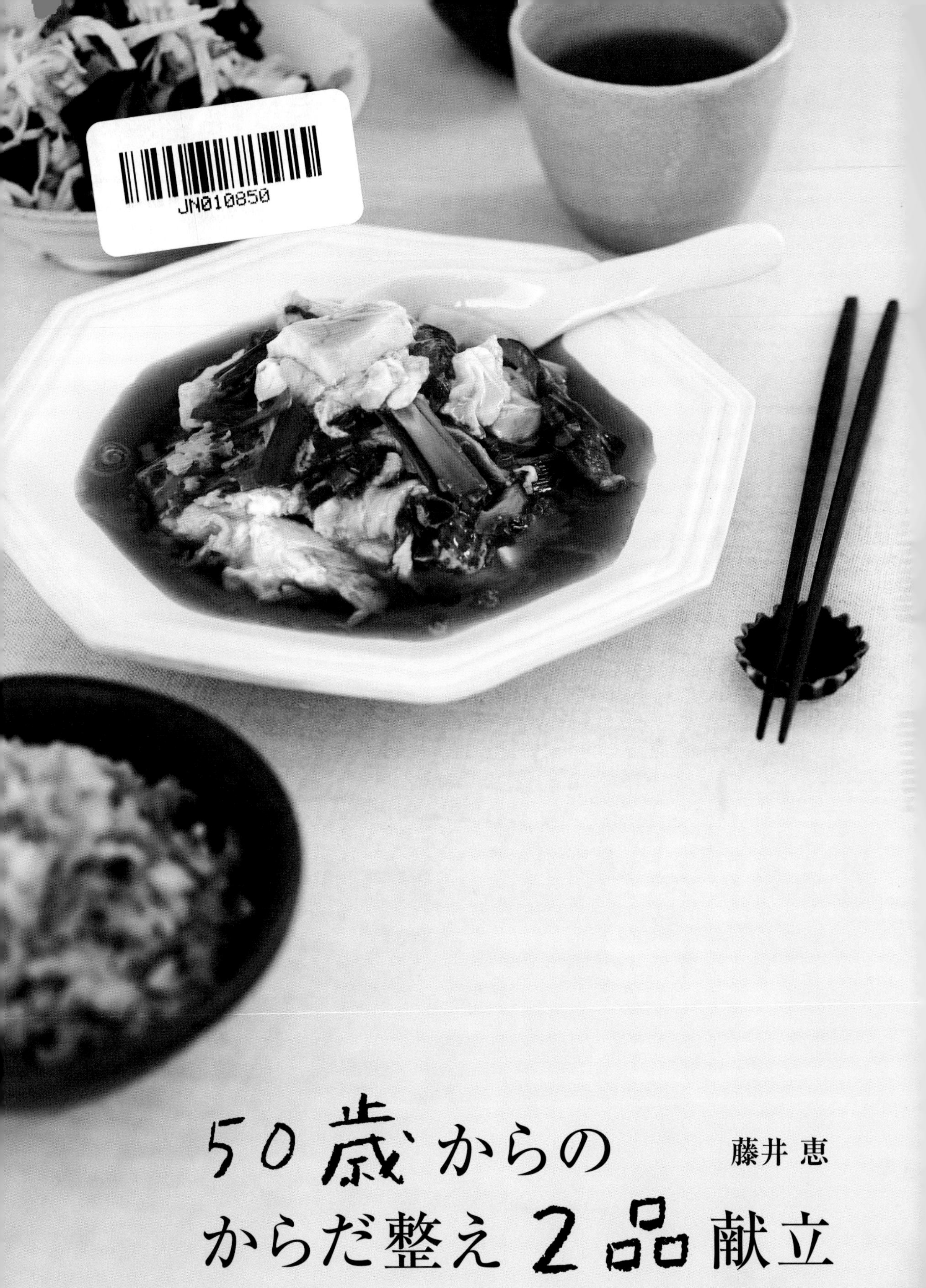

50歳からの からだ整え2品献立

藤井 恵

はじめに

若い頃は、勢いで毎日過ごす元気はありましたが、便秘がちで、風邪もひきやすい日々。
30代、40代で食事を考えてとるようになってから、年々免疫力がついてきました。
50代に入り、子育ても一段落、更年期と呼ばれる年代に入って、
よりよい自分自身、そして家族（夫）の健康にも目を向けるようになりました。

今は、さらに未来、将来の体と心を考えた食材、組み合わせ、食事が、
なにより大切だと考えています。
そのために必要なのが、大豆イソフラボン、ＤＨＡ・ＥＰＡが豊富な青背の魚や
赤身肉などの良質なたんぱく質、ビタミンＡ、Ｃ、Ｅをたくさん含む緑黄色野菜、発酵食品などなど。

でも、体にいい食事を続けるには、あまり手の込んだものを作るのではなく、
手軽に気軽に続けられることが大事だと思っています。
すべての食事にこのような食材が入っている必要はなくて、
1日に1回とればＯＫ。朝は具だくさんのみそ汁と納豆、ごはんくらいでよく、
おかず2品の夕食で、これらのものがとれればいいのでは、と考えています。

体が喜ぶ食事を続けていて感じるのは、体調が劇的によくなるというよりは、
「あれ、なんだかアレルギーが改善してきた」とか、「風邪をひかなくなった」というくらい。
これが重要で、免疫力がアップして、いつでも健康な状態のままでいられる。それが大切なのです。

心と体が健康で、やせるというよりは健康美、腸内はすっきりと整う体をつくる食事を
今からでも意識してみると、将来の楽しみが広がると思っています。

藤井 恵

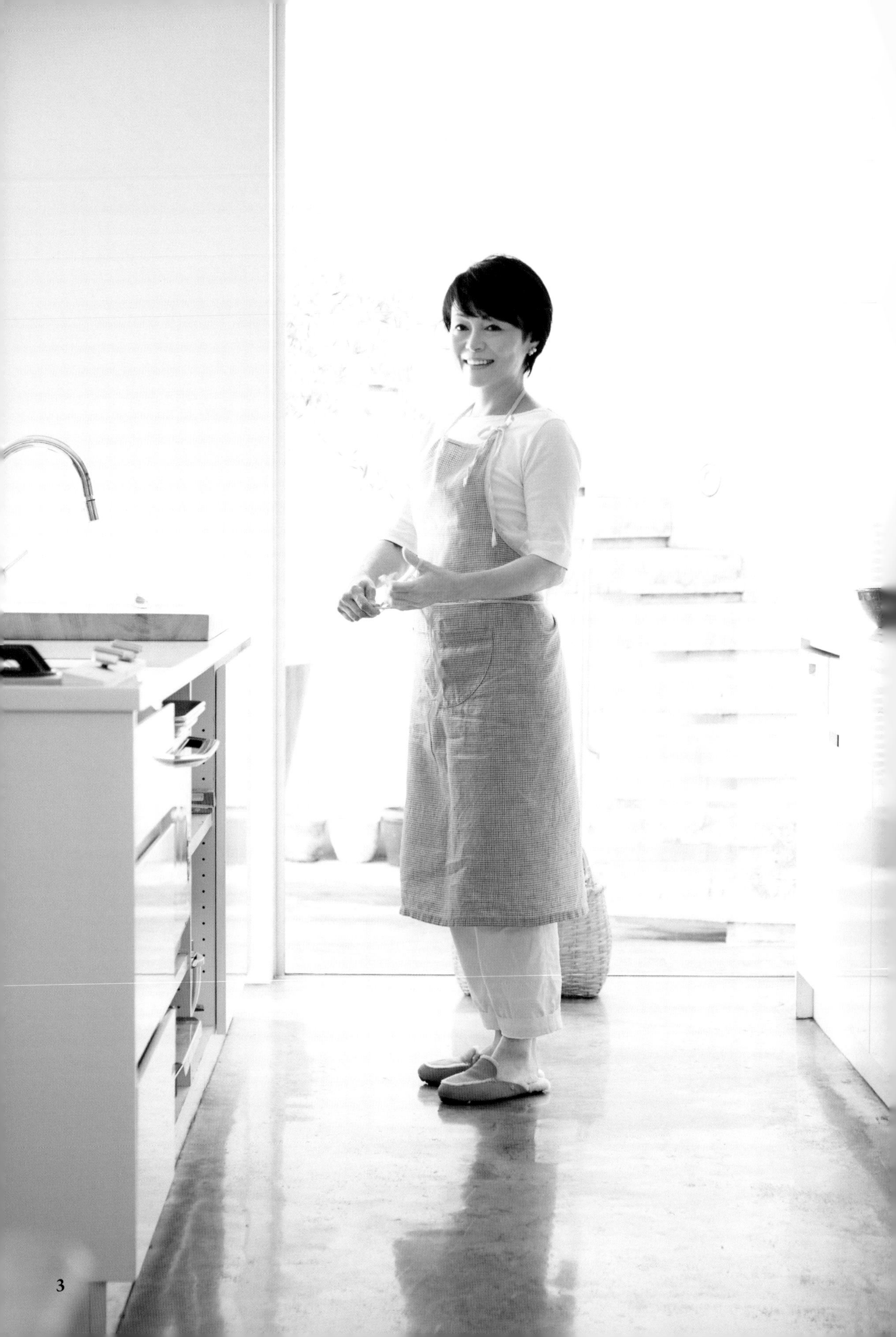

50歳からは、こんな食材をとりましょう。

1 大豆製品

女性ホルモンが減ることで、さまざまな体の不調が出始める50歳前後。まず積極的にとりたいのは、大豆製品に含まれる大豆イソフラボン。大豆イソフラボンは女性ホルモン（エストロゲン）に似た働きをし、更年期障害、骨粗しょう症、乳がんなどの予防、悪玉コレステロールの増加を防ぐ作用もあるといわれています。また、肌や髪のツヤを生み出すのも、女性ホルモンの働き。私は1日あたり納豆1パック（40g）、豆腐½丁（150g）、ゆで大豆50gくらいを目安にとるようにしています。

●おすすめ食材↓大豆、豆腐、厚揚げ、油揚げ、納豆、豆乳

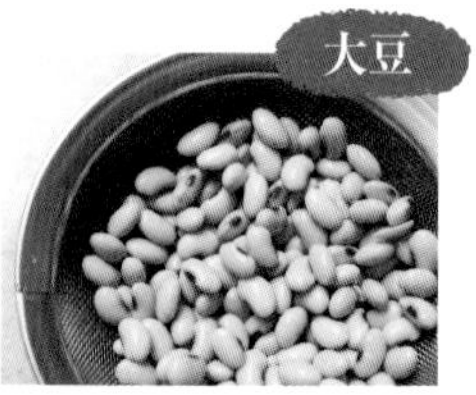

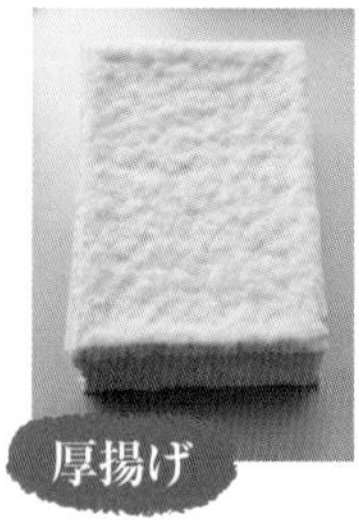

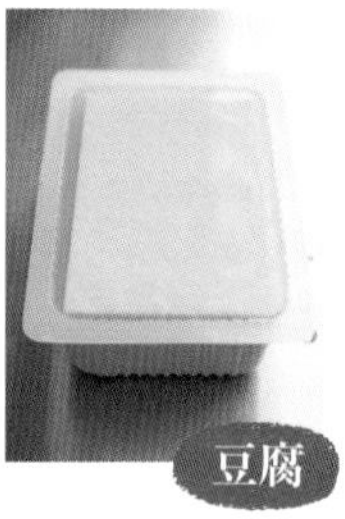

2 赤身肉と青背魚

豚肉、牛肉などの赤身肉、鶏肉の良質なたんぱく質は、体の筋肉、皮膚、骨、髪をつくるのに必須。いつまでもツヤよく、元気に動き続けるために欠かせません。また、さばやいわし、あじ、ぶりといった青背魚は、良質なたんぱく質のほかDHA（ドコサヘキサエン酸）、EPA（エイコサペンタエン酸）という不飽和脂肪酸を豊富に含み、脳を活性化させたり、血液をサラサラにしてコレステロール値を下げる効果も。生活習慣病予防や疲労回復、美肌にも効果が高い天然色素「アスタキサンチン」を含む鮭もおすすめ。

●おすすめ食材↓豚肉（もも、ヒレ）、牛肉（ももなどの赤身）、鶏肉、さば、いわし、あじ、ぶり、鮭

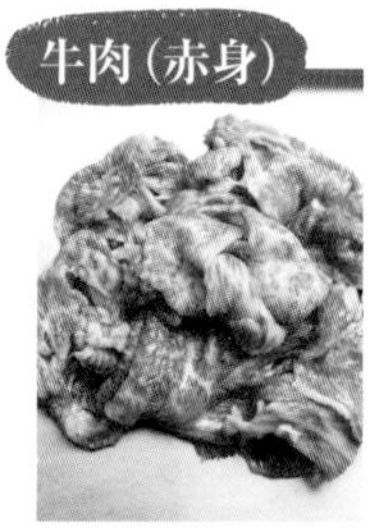

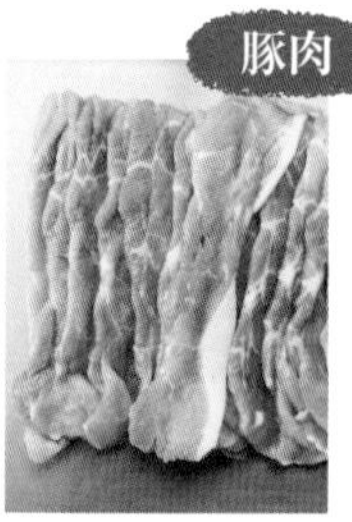

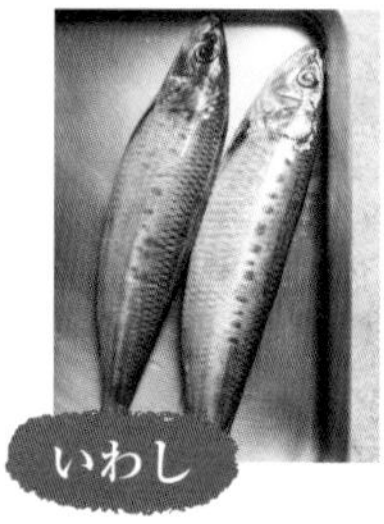

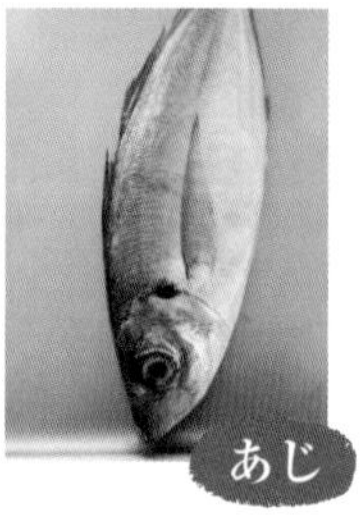

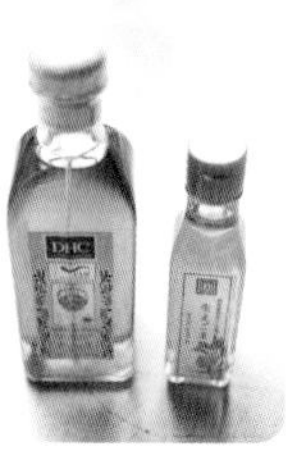

●良質な油も大切！

油は、体にいいものを適量とるのが大事。この本ではエキストラ・バージン・オリーブオイルをメインに、えごま油なども使っています。オメガ3脂肪酸を多く含むえごま油は、代謝アップや脳の活性化、アレルギー体質改善にも効果が。生食用の油で、加熱せずに使います。

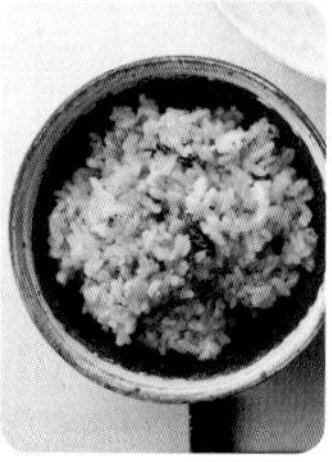

●ごはんについて

ごはんは、白米に市販の雑穀ミックス、発芽玄米、黒米、もち麦、押し麦、そば米などを適量加えて炊いています。どれも食物繊維、ビタミン、ミネラルが豊富で、便秘を解消したり、血糖値の上昇を抑える作用が。発芽玄米に含まれる「ギャバ」で血圧上昇抑制とストレス軽減、黒米の「アントシアニン」にはアンチエイジング効果も。

3 緑黄色野菜

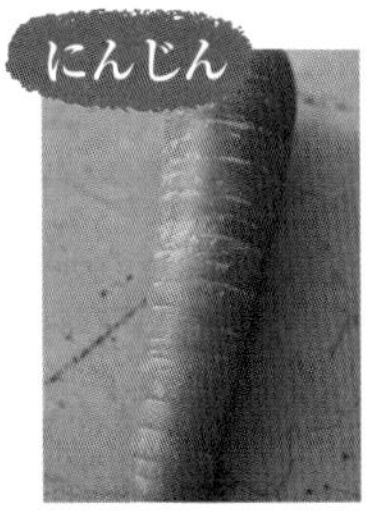

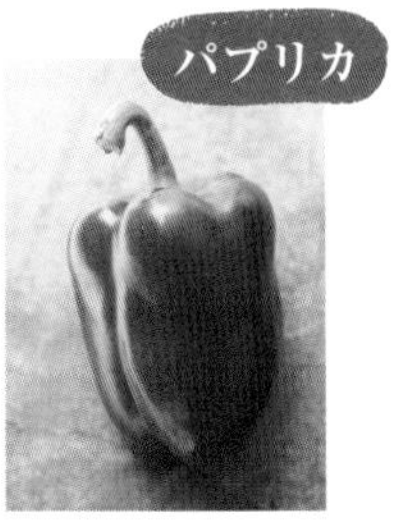

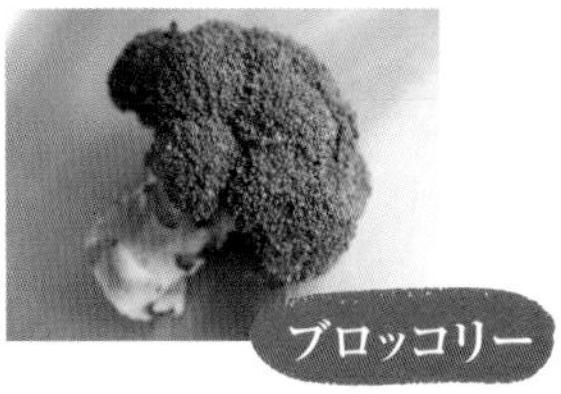

緑黄色野菜に多く含まれるビタミンA（β-カロテン）、C、E。そもそも老化とは、体に取り込んだ酸素が他の分子と結びついて「活性酸素」になり、それが細胞を酸化（＝サビ）させること。そんな体の酸化を抑えることを「抗酸化」といい、ビタミンA、C、Eはそれぞれ抗酸化物質ですが、3つそろうと極めて強い抗酸化作用が。β-カロテンは油と一緒にとると吸収率がアップ。また、ゆでる時は栄養分を逃さないよう、少量の水で蒸しゆでに。

●**おすすめ食材→ビタミンA**：にんじん、春菊、ほうれんそう、モロヘイヤ、かぼちゃ、小松菜、にら　**ビタミンC**：赤・緑ピーマン、ブロッコリー、パプリカ、カリフラワー、ゴーヤ　**ビタミンE**：かぼちゃ、アボカド、モロヘイヤ、ナッツ

4 海藻ときのこ

どちらも食物繊維をたっぷり含み、腸の働きをよくします。海藻には水溶性食物繊維が多く、水に溶けてゲル化し、消化速度を遅らせることで血糖値の上昇を穏やかにし、コレステロールの吸収も防ぎます。きのこは不溶性食物繊維が多く、腸を刺激して便通を促し、腸内環境を整えます。また、海藻のねばねばは、腸内の悪いものをしっかりからめとるデトックス効果が。どちらもビタミン、ミネラルが豊富で、低カロリーなのも魅力です。

●**おすすめ食材→**わかめ、めかぶ、昆布、まいたけ、きくらげ、えのきだけ、しめじ、しいたけ

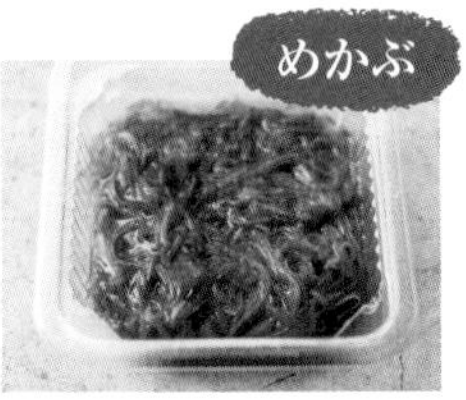

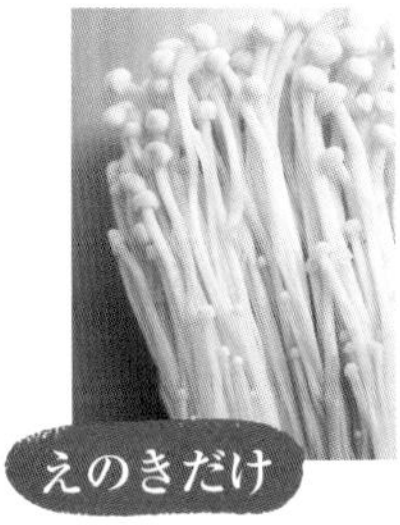

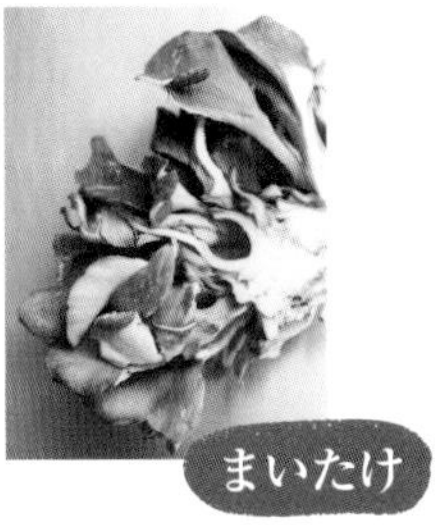

5 発酵食品

食材を微生物（菌）の力で発酵させたもので、生きた菌が豊富に含まれるため、腸の善玉菌の働きを助け、腸内環境を改善します。おなじみの納豆やキムチ、みそ、酢、ヨーグルトやチーズのほか、肉や魚をやわらかくしてうまみを引き出す塩麹、やさしい甘さの甘酒も、塩や砂糖、みりんがわりの調味料として積極的に使って。

●**おすすめ食材→**納豆、みそ、酢、塩麹、甘酒

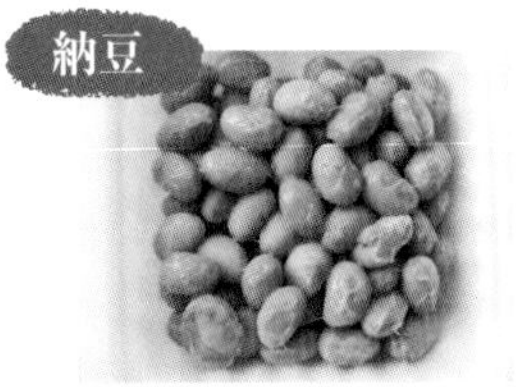

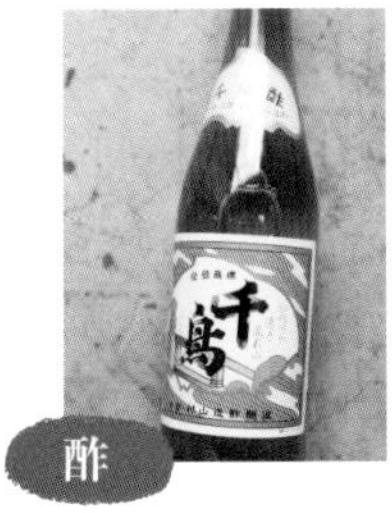

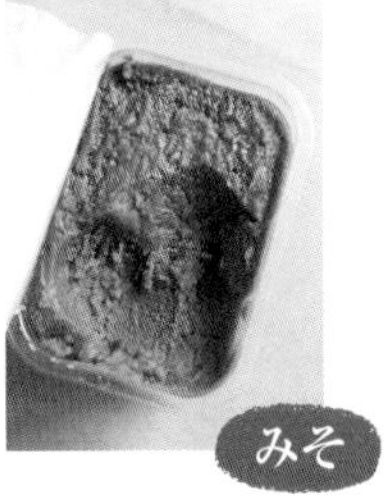

もくじ

肉のからだ整え献立

豆腐のからだ整え献立

魚のからだ整え献立

コラム

さっと作れる からだ整え副菜

まとめて作っておける からだ整え常備菜

【この本での約束ごと】

- 1カップは200mℓ、大さじ1は15mℓ、小さじ1は5mℓです。
- 塩は精製されていないもの、黒こしょうは粗びき黒こしょう、オリーブ油はエキストラ・バージン・オリーブオイルを使っています。だし汁は根昆布の水だし（12ページ参照）のほか、昆布、かつお節、煮干しでとったものなど、好みのものを使ってください。
- 「ひとつまみ」とは、親指、人さし指、中指の3本で軽くつまんだ量のことです。
- 電子レンジの加熱時間は、600Wのものを基準にしています。500Wの場合は、1.2倍の時間を目安にしてください。機種によっては、多少差が出ることもあります。

肉のからだ整え献立

1 鶏むね肉とまいたけのゆずこしょう炒め献立

高たんぱく・低脂肪の鶏むね肉に、食物繊維たっぷりで、きのこの中でも特に免疫力アップ＆デトックス効果が高い、まいたけを合わせた炒めものです。スープは女性に必須の大豆イソフラボンに、オクラのねばねばでお腹すっきり。

★作り方は12ページ

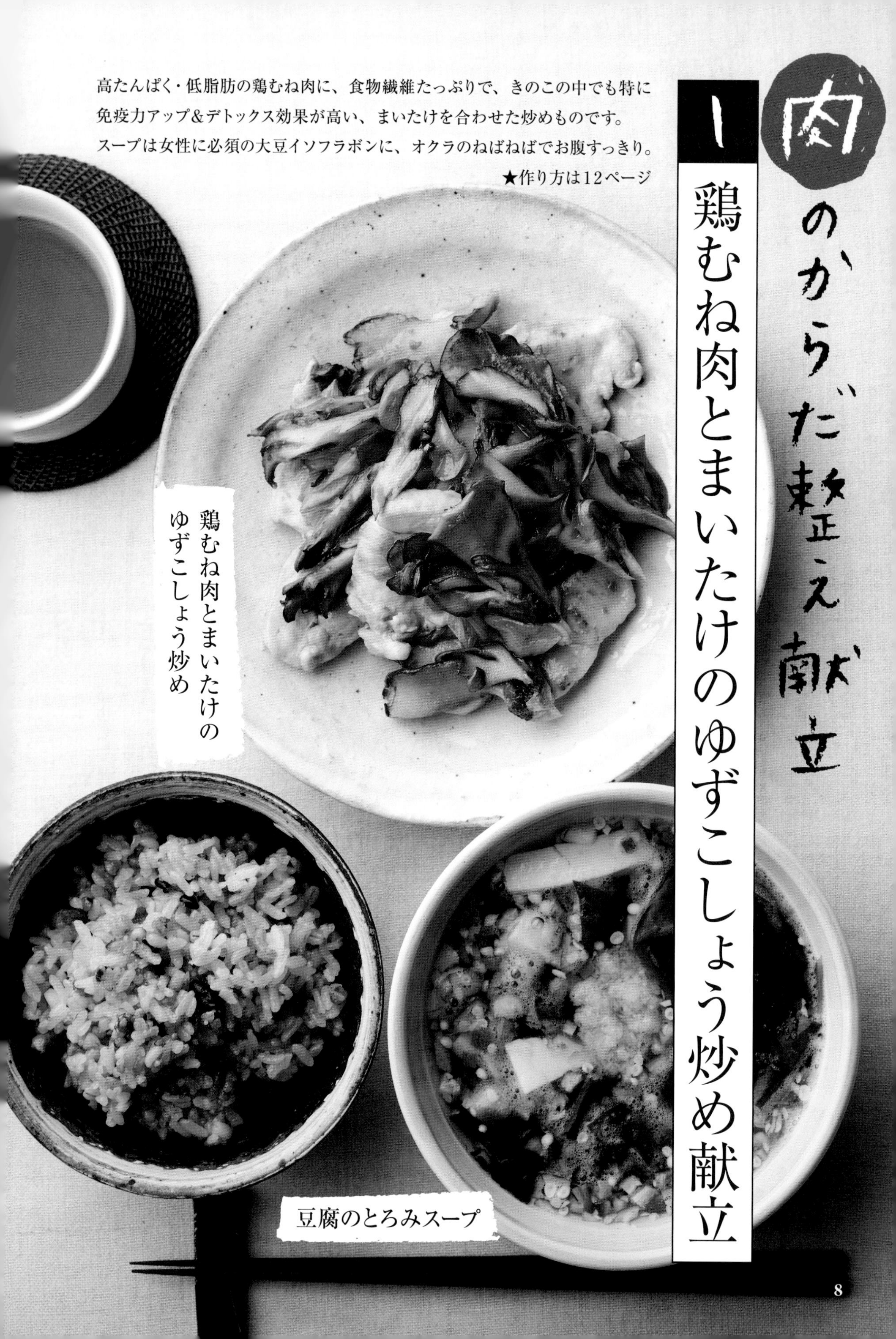

2 鶏むね肉と大豆のテンメンジャン炒め献立

鶏むね肉＝動物性、大豆＝植物性の両方のたんぱく質をとることで、吸収率がアップ。
チンゲンサイは、β-カロテン、ビタミンC、カルシウムを豊富に含む優秀野菜です。
きくらげは食物繊維、ビタミンDの宝庫。便秘を解消し、骨や歯を丈夫にしてくれます。

★作り方は13ページ

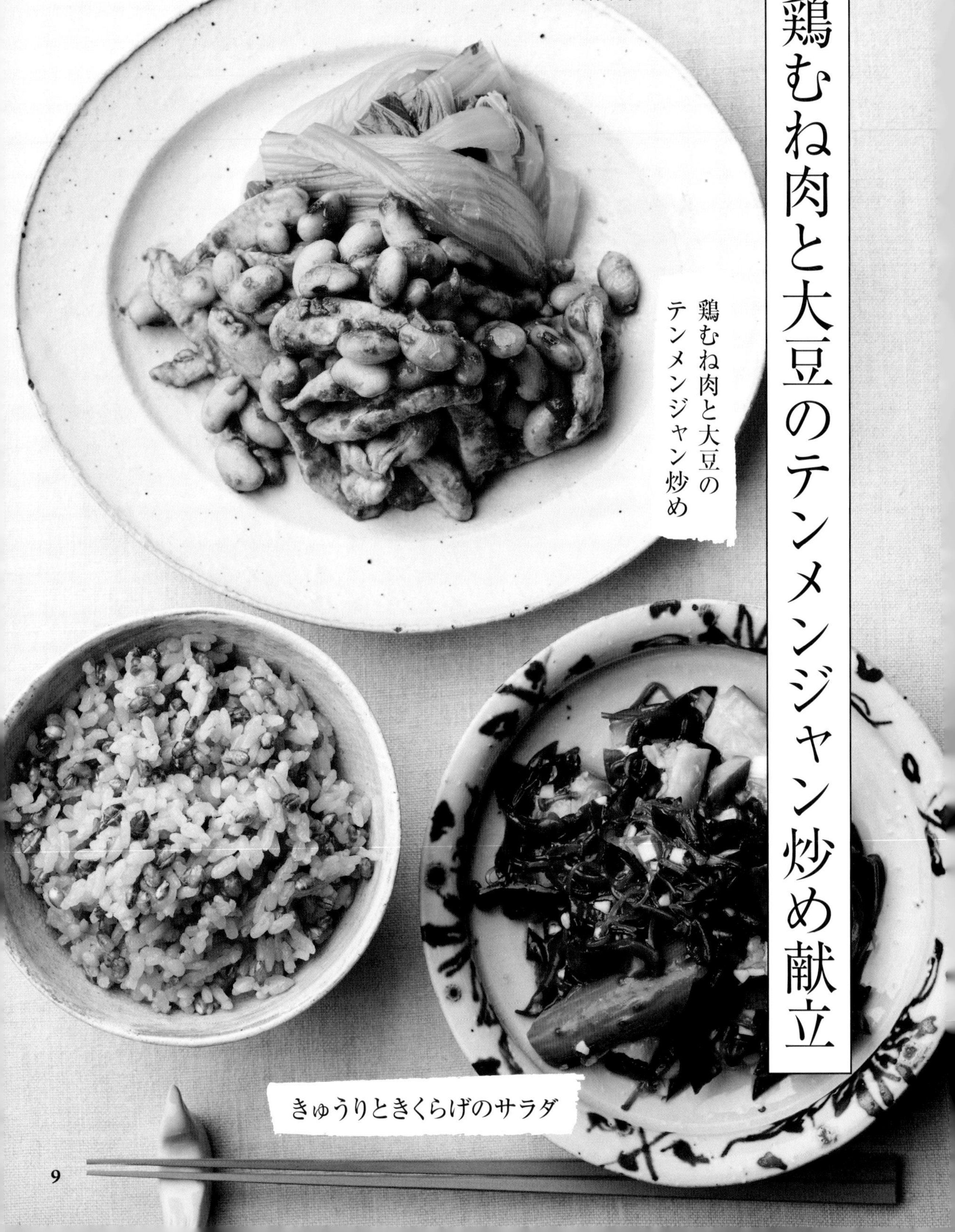

鶏むね肉と大豆のテンメンジャン炒め

きゅうりときくらげのサラダ

3 ゆで鶏むね肉のよだれ鶏風献立

つけ合わせのカルシウム豊富な小松菜は鶏肉と一緒にゆで、ゆで汁に流れ出たβ-カロテン、ビタミンCを、副菜のスープにして残らずいただきます。スープには豆腐のほかきのこと海藻も加え、食物繊維とビタミン、ミネラルを補給します。

★作り方は14ページ

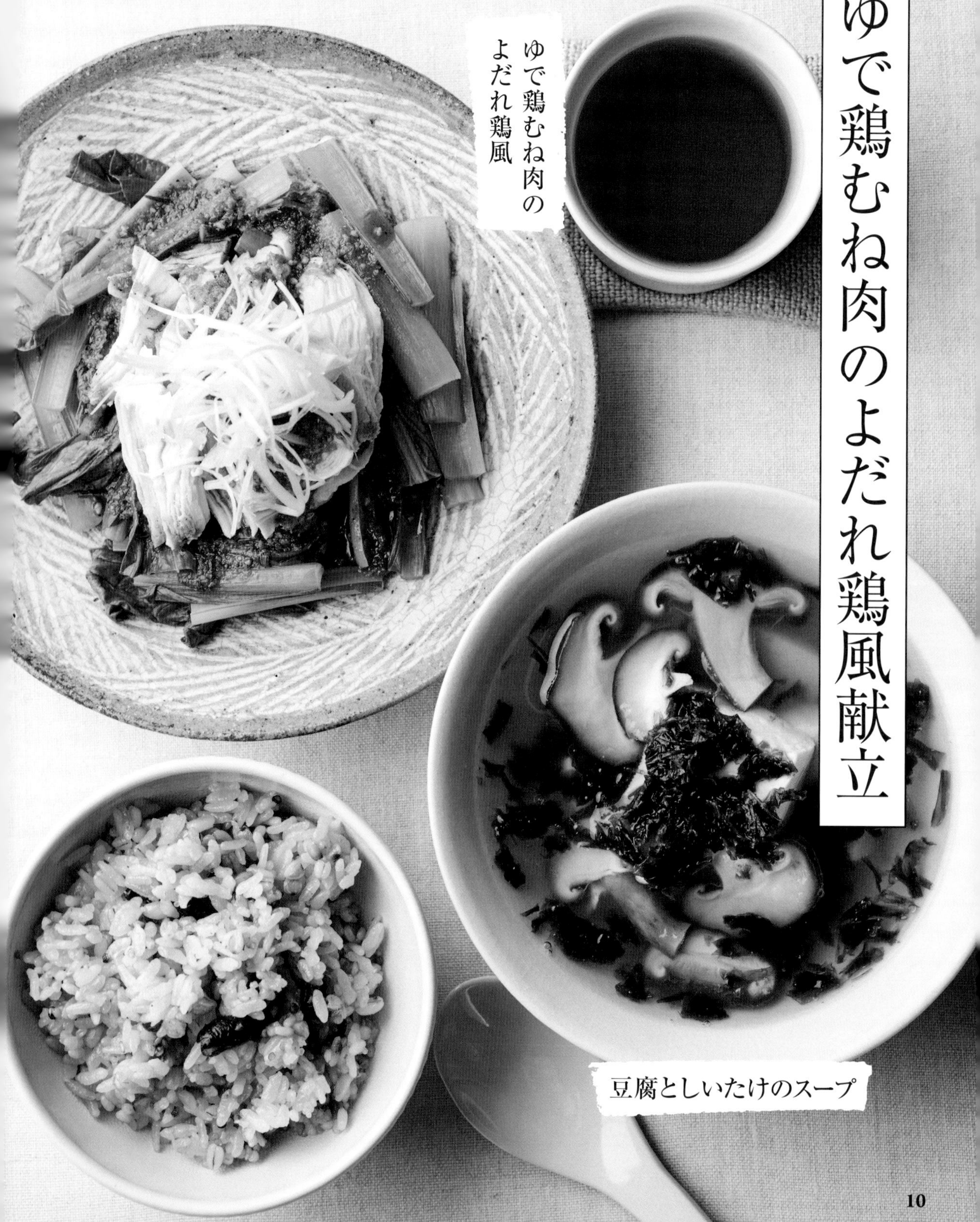

ゆで鶏むね肉のよだれ鶏風

豆腐としいたけのスープ

4 鶏もも肉のパリパリ焼き献立

にんじんとブロッコリーは、焼く前にオリーブ油をからめることでビタミンの吸収をよくし、そこに高たんぱくの鶏肉を合わせました。サラダはβ-カロテン、ビタミンCたっぷりで抗酸化作用のあるルッコラに、多めのチーズでカルシウムを補います。

★作り方は15ページ

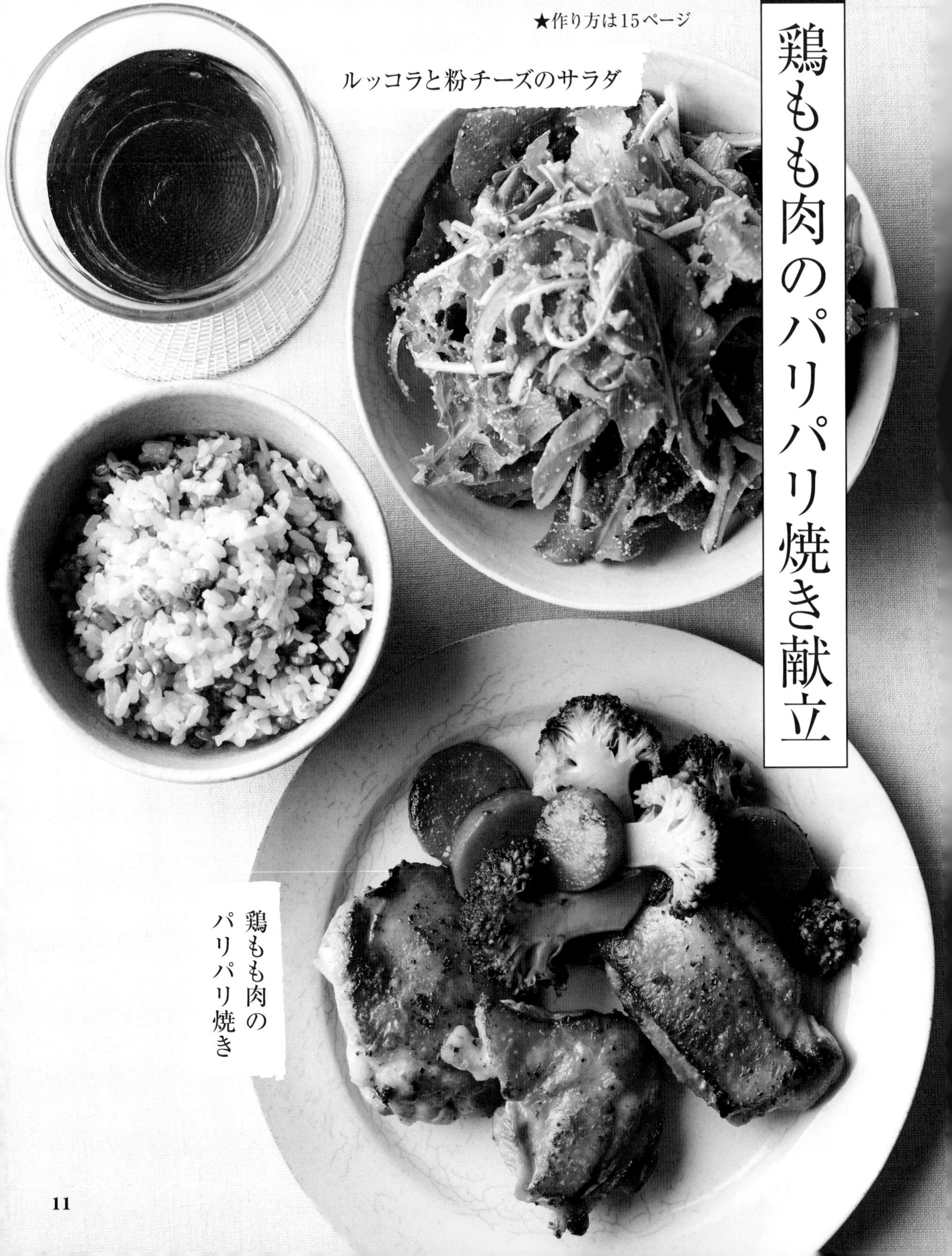

鶏むね肉とまいたけのゆずこしょう炒め

まいたけは先にしっかり焼きつけることで、ぐっと香ばしく。
鶏肉は粉をもみ込んで、やわらかくジューシーに仕上げます。

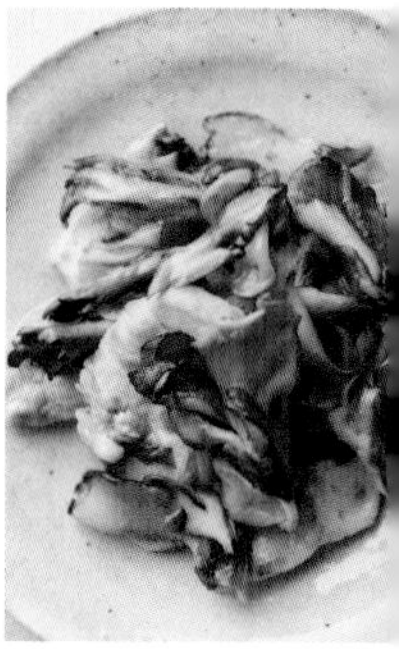

●材料（2人分）

鶏むね肉（皮を除いて7〜8mm幅のそぎ切りにし、Aをもみ込む）…1枚（200g）
A | 塩…少々
　| 酒、片栗粉…各小さじ1
まいたけ（ほぐす）…1パック（100g）
長ねぎ（5mm幅の斜め切り）…½本
B | ゆずこしょう…小さじ1
　| しょうゆ…小さじ½
　| 酒…大さじ1
オリーブ油…小さじ1＋小さじ1

●作り方

① フライパンにオリーブ油を熱し、まいたけを強火でこんがり焼きつけ、取り出す。

② 続けてオリーブ油を熱し、長ねぎを中火で炒め、香りが出たら鶏肉を加えて火が通るまで3〜4分炒める。❶を戻し、混ぜたBをからめる。

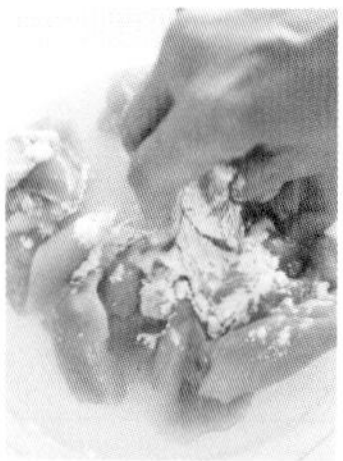

火を入れるとかたくなりやすい鶏むね肉は、片栗粉をもみ込んでから炒めるのがコツ。これで肉がやわらかく、調味料もからみやすくなる。

豆腐のとろみスープ

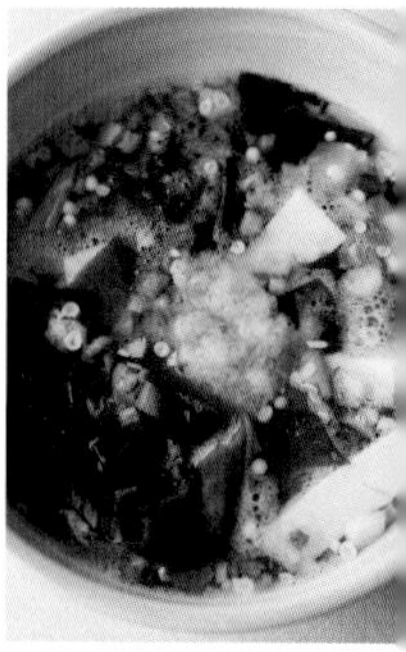

オクラは細かく刻んで煮ることで、粘りけを強く出すのが大切。
多めにのせたしょうがが、ピリッと味のアクセントに。

●材料（2人分）

絹ごし豆腐（3cm長さ×1cm角の棒状に切る）…½丁（150g）
塩蔵わかめ（水で戻したもの・ひと口大に切る）…20g
A | オクラ（みじん切り）…6本
　| だし汁…2カップ
塩…小さじ⅓
しょうが（すりおろす）…1かけ

●作り方

① 鍋にAを煮立たせ、中火で2〜3分煮、豆腐、わかめを加えて再び煮立ったら、塩をふる。器に盛り、しょうがをのせる。

＊雑穀ミックス入りごはんを添える

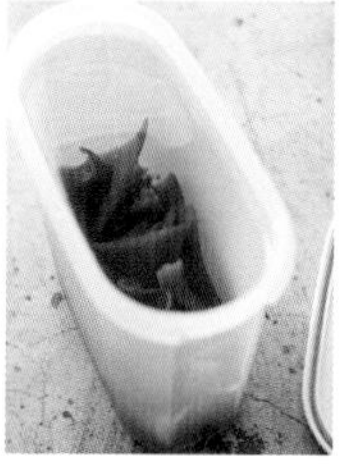

だしは、根昆布の水だしが特におすすめ。水2ℓに根昆布10個を加え、冷蔵室でひと晩以上おく。日持ちは4〜5日。

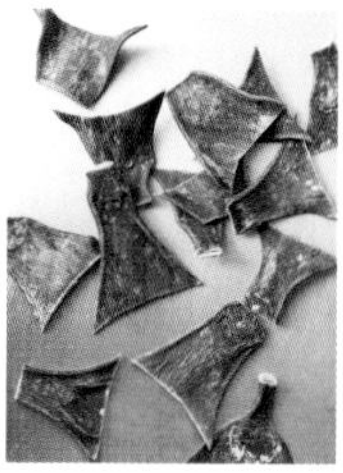

昆布の根の部分を切り出した根昆布は、栄養価が高く、粘りけがあり、うまみもたっぷり。だしはみそ汁などの汁もの、煮ものに使っても。

2 鶏むね肉と大豆のテンメンジャン炒め

テンメンジャンの甘みに、しょうゆを加えて奥深い味に。
大豆は油が回るまで炒め、香ばしさをプラスします。

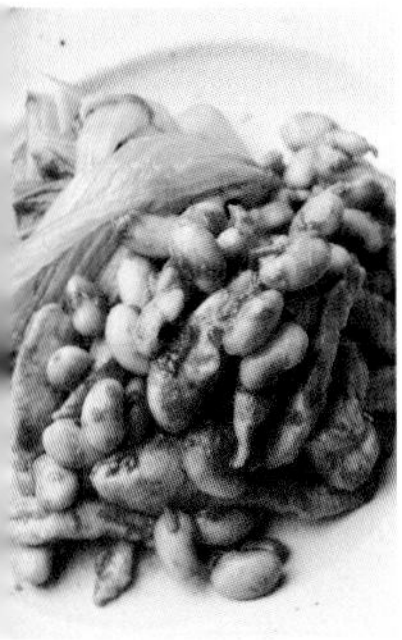

●材料（2人分）

鶏むね肉（皮を除いて1cm角の棒状に切り、Aをもみ込む）…1枚（200g）
A｜塩…少々
　｜酒、片栗粉…各小さじ1
ゆで大豆…1カップ（150g）
しょうが（みじん切り）…2かけ
B｜テンメンジャン…大さじ1
　｜しょうゆ…大さじ½
ごま油…大さじ½
チンゲンサイ（長さを半分に切り、茎は縦6等分に切る）…2株

●作り方

1. フライパンにチンゲンサイ、水¼カップ、塩、オリーブ油各少々（ともに分量外）を入れ、ふたをして火にかけ、煮立ったら中火で2～3分蒸しゆでにし、湯をきる。
2. 続けてフライパンにごま油を熱し、しょうがを中火で炒め、香りが出たら鶏肉を加えて色が変わるまで炒め、大豆を加えて油が回るまで炒める。混ぜたBをからめ、❶とともに器に盛る。

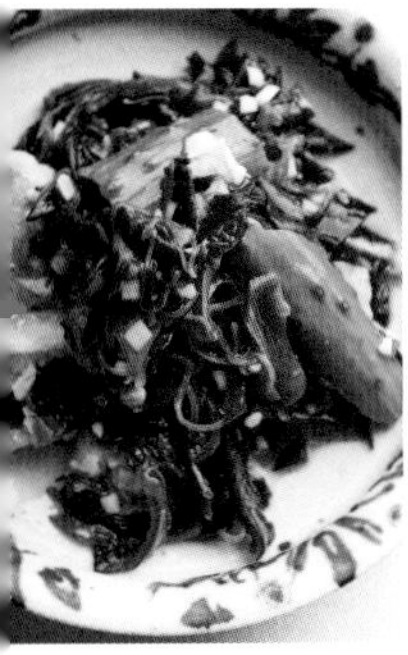

きゅうりときくらげのサラダ

きゅうりはすりこ木でたたいて、味をからみやすく。
塩麹のやさしい塩味+酢で、さっぱりとした味わい。

●材料（2人分）

きゅうり（すりこ木でひと口大に割る）…1本
きくらげ（乾燥・水で戻し、熱湯でさっとゆでて細切り）…10g
めかぶ（味つけしていないもの）…1パック（40g）
A｜酢、塩麹*…各大さじ1
　｜オリーブ油…小さじ1
　｜長ねぎ（みじん切り）…5cm
*または塩小さじ½

●作り方

1. ボウルにAを入れて混ぜ、残りの材料を加えてあえる。

*もち麦、発芽玄米入りごはんを添える

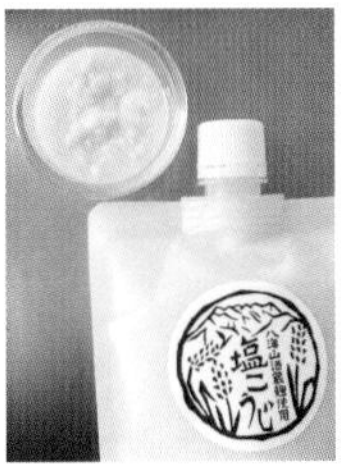

塩麹は、米麹と塩を発酵させた調味料。肉や魚にもみ込むと、うまみが引き立ち、やわらかくなる。塩がわりにスープや炒めものに使っても。

3

ゆで鶏むね肉のよだれ鶏風

鶏むね肉は余熱を利用して、しっとりとやわらかく火を通します。
たれは、豆板醤と粉山椒でピリリとパンチをきかせて。

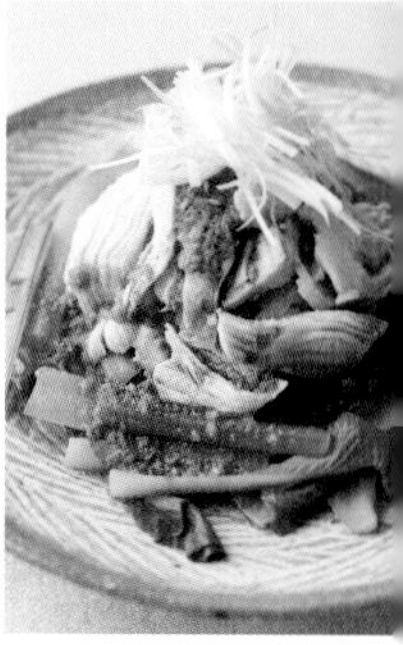

●材料（2人分）

鶏むね肉（皮を除き、室温に
20分おく）…1枚（200g）

A
- 長ねぎの青い部分…5cm
- しょうがの皮…1かけ分
- 酒…大さじ1
- 塩…少々
- 水…2½カップ

小松菜（5cm長さに切る）…小1束

B
- にんにく、しょうが（ともにすりおろす）…各1かけ
- 豆板醤…小さじ½

C
- しょうゆ、酢…各大さじ1
- 白すりごま…小さじ1
- 砂糖、粉山椒…各小さじ½

ごま油…大さじ½
長ねぎ（せん切りにし、水にさらす）…4cm

●作り方

1. 鍋にAを煮立たせ、鶏肉を加えて
ふたをして弱火で10分ゆでる。
長ねぎ、しょうがを取り出して強火にし、
小松菜を加え、再び煮立ったら火を止め、
そのまま5分おく（ゆで汁は残す）。

2. フライパンにごま油を熱し、Bを弱火で炒め、
香りが出たら火を止め、Cを混ぜる。
湯をきった小松菜、食べやすく切った鶏肉を
器に盛り、これをかけて長ねぎをのせる。

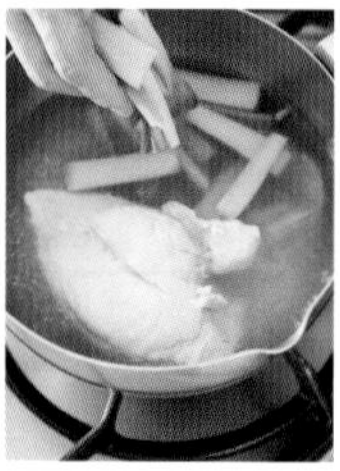

鶏肉を弱火で10分ゆでたら、小松菜を加えて一緒にゆでる。小松菜から流れ出た栄養分は、副菜のスープに使うことでムダなく食べられる。

豆腐としいたけのスープ

栄養たっぷりの鶏のゆで汁に、しいたけのうまみを加えて。
あおさはスープを吸いすぎないよう、水にくぐらせます。

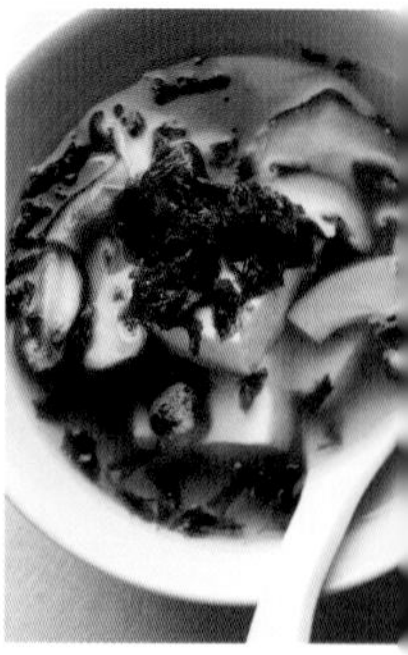

●材料（2人分）

木綿豆腐（縦半分に切り、
1cm幅に切る）…½丁（150g）
生しいたけ（薄切り）…4枚
あおさ（乾燥・水にさっとくぐらせ、
水けを絞る）…5g
鶏肉のゆで汁（上参照）…2カップ＊
A｜塩、しょうゆ…各小さじ½
＊足りなければ水を加える

●作り方

1. 鍋にゆで汁、豆腐、しいたけを入れて
火にかけ、煮立ったら
A、あおさを加えてひと煮立ちさせる。

＊雑穀ミックス入りごはんを添える

4

鶏もも肉のパリパリ焼き

鶏肉は、少ない油で皮目からパリッと焼きつけます。
野菜は油をからめて焼くことで、ぐっと香ばしく。

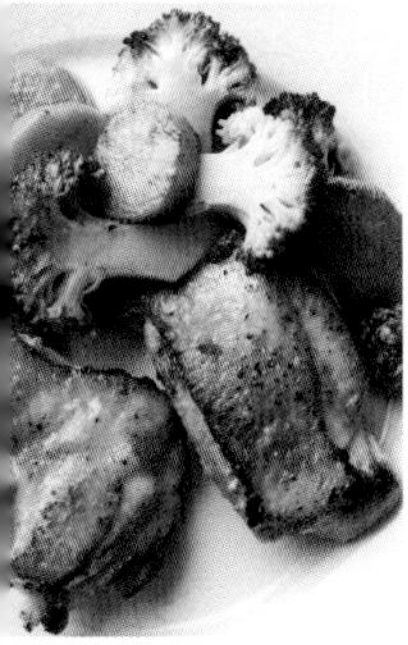

●材料（2人分）

鶏もも肉（6等分に切り、Aをすり込む）
…大1枚（300g）

A | 塩…小さじ½
| 黒こしょう…少々

にんにく（つぶす）…1かけ
にんじん（1cm幅の輪切り）…½本
ブロッコリー（小房に分ける）…½株

B | 塩、黒こしょう…各少々
| オリーブ油…小さじ1

オリーブ油…小さじ1
粒マスタード…適量

●作り方

1. にんじん、ブロッコリーはBをからめる。
2. フライパンにオリーブ油を熱し、鶏肉を皮目から入れてにんにくをのせ、脇に❶のにんじんを加え、肉をヘラで押しつけながら強めの中火でこんがり6～7分焼く。
3. 鶏肉を裏返し、脇に❶のブロッコリーを加え、強めの中火でこんがり3～4分焼く。器に盛り、粒マスタードを添える。

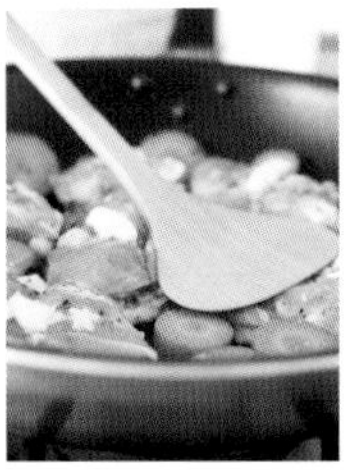

鶏肉はフライパンに皮目から入れ、ヘラでぎゅっと押しつけながら、こんがりと香ばしく焼く。平らな鍋のふたなどで押してもいい。

ルッコラと粉チーズのサラダ

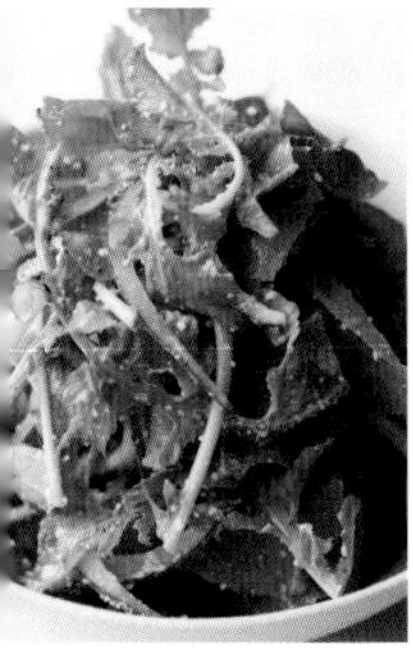

油少なめのドレッシングに、粉チーズでコクをプラス。
ルッコラのほろ苦さに、チーズのうまみがよく合います。

●材料（2人分）

ルッコラ（ざく切り）…2袋（100g）＊

A | 紫玉ねぎ（薄切り）…¼個
| 白ワインビネガー…大さじ1

B | 粉チーズ…大さじ3
| オリーブ油…大さじ½
| 塩、黒こしょう…各少々

＊サラダほうれんそうでもいい

●作り方

1. ボウルにAを入れて5分おき、Bを混ぜ、ルッコラを加えてあえる。

＊もち麦、発芽玄米入りごはんを添える

5

鶏もも肉、なす、パプリカのみそ炒め献立

ビタミンCとβ-カロテンが特に豊富な赤パプリカは、強い抗酸化作用と美肌効果も。
味つけに発酵食品のみそと甘酒をダブルで使って、体にやさしい味わいにしました。
煮びたしは、にらと水菜入り。ビタミンA、C、Eがたっぷりとれます。

★作り方は20ページ

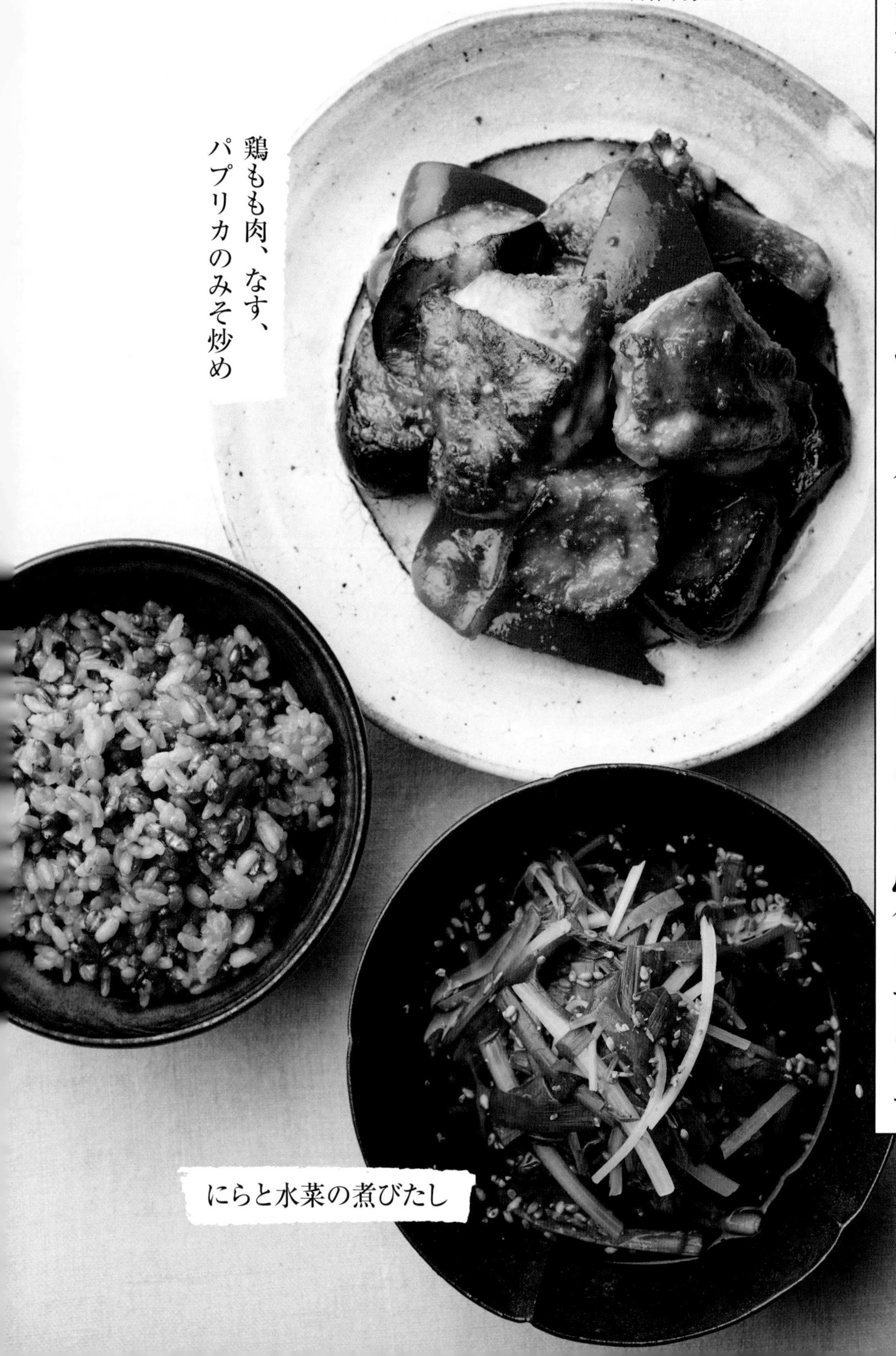

鶏もも肉、なす、パプリカのみそ炒め

にらと水菜の煮びたし

6 鶏ひき肉の豆腐ハンバーグ献立

豆腐に含まれる大豆イソフラボンは、体の中で女性ホルモンに似た働きをしてくれる、大人世代の女性の必須食材。鶏ひき肉の倍量を混ぜ、きのこあんのハンバーグに。副菜は、鉄分豊富なほうれんそうに桜えびを合わせ、カルシウムを補います。

★作り方は21ページ

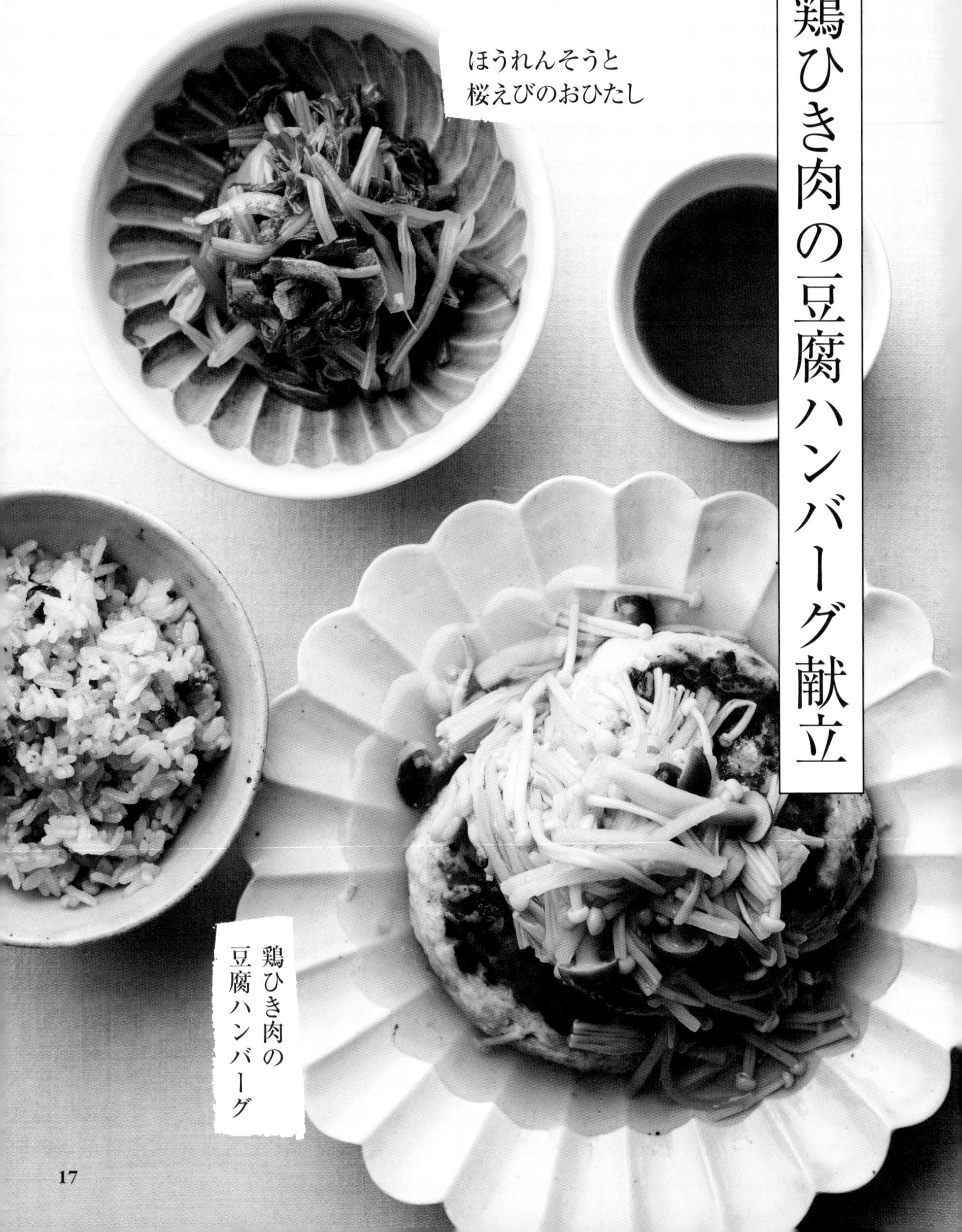

ほうれんそうと桜えびのおひたし

鶏ひき肉の豆腐ハンバーグ

7 蒸しささみの梅しそおかずサラダ献立

緑黄色野菜に、黒豆の大豆イソフラボンやアントシアニンの強力な抗酸化作用、ごまのビタミンEとセサミンで老化を防ぐ、理想のひと皿。スープは、骨を丈夫にするビタミンK、β-カロテンを多く含む豆苗《トウミョウ》に、まいたけも加えて、免疫力を高めます。

★作り方は22ページ

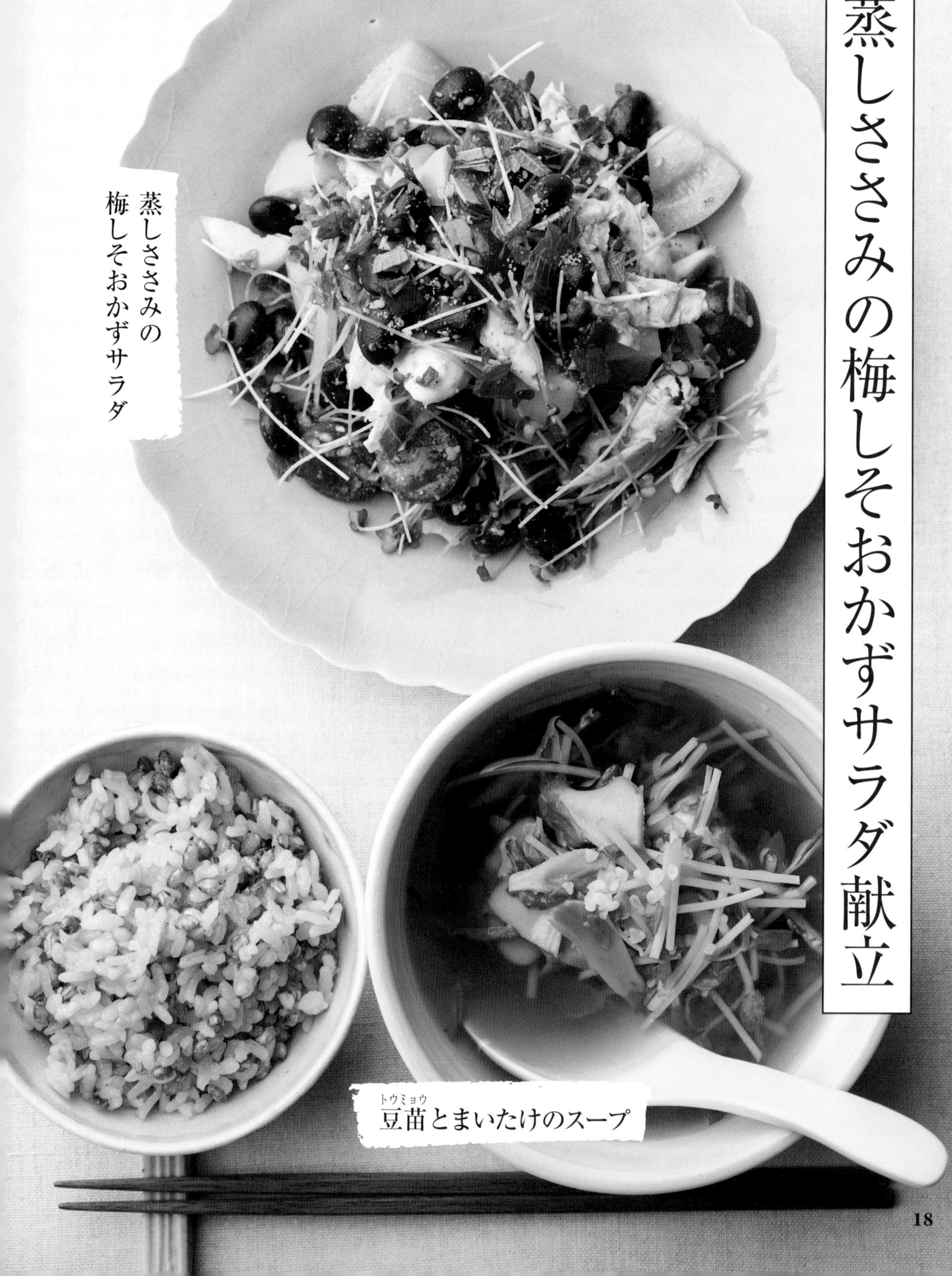

蒸しささみの梅しそおかずサラダ

豆苗《トウミョウ》とまいたけのスープ

8 手羽先と大根のにんにくしょうがスープ献立

コラーゲンたっぷりの手羽先のだしを生かし、きのこの食物繊維でお腹すっきり、にんにく、しょうがで体を温めることで、血の巡りをよくする具だくさんスープです。ナムルの野菜はオメガ3脂肪酸が豊富なえごま油であえ、ビタミンの吸収を高めます。

★作り方は23ページ

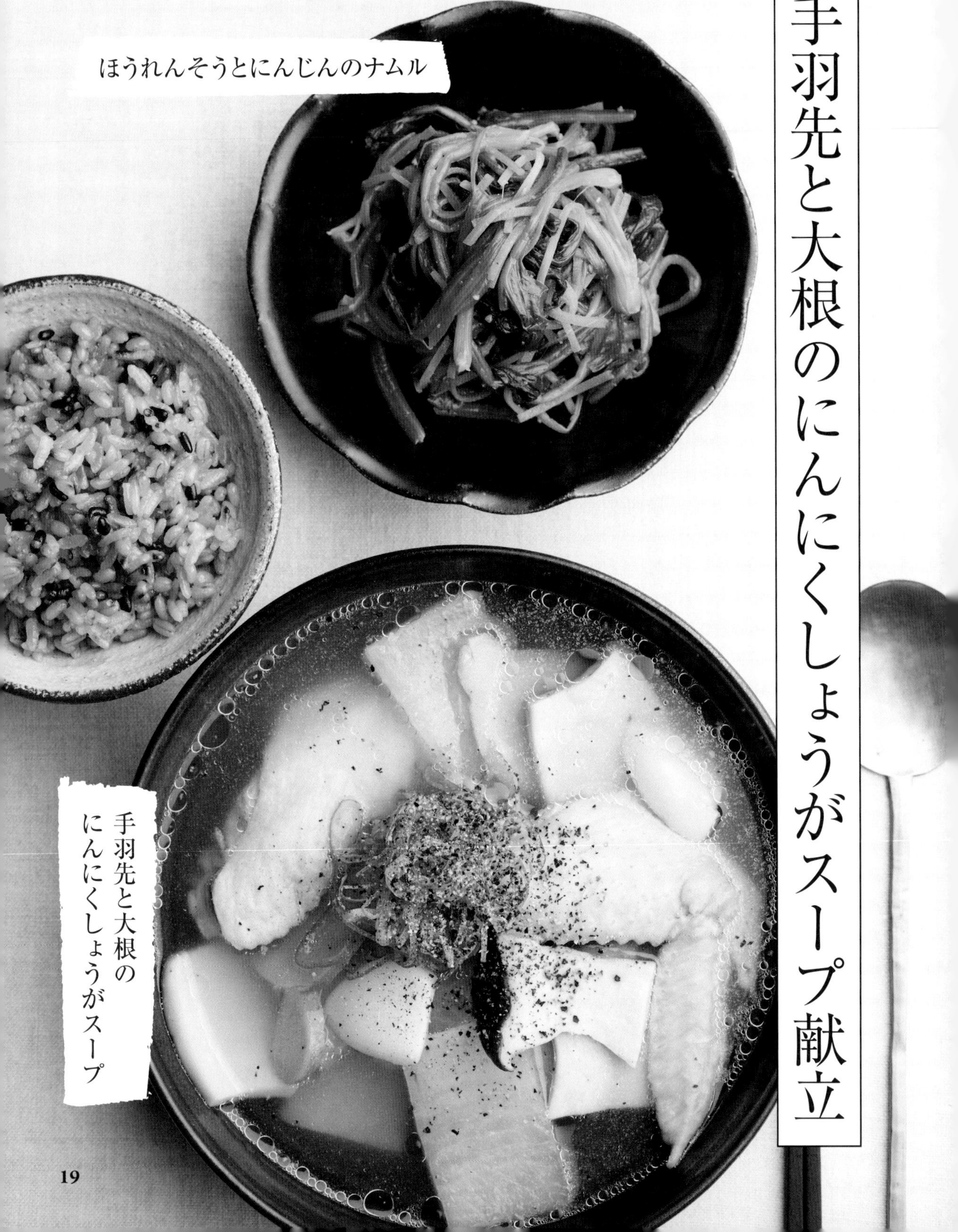

鶏もも肉、なす、パプリカのみそ炒め

なすは少量の油をからめてレンジ加熱すると、コクが出て、色鮮やかに。
ほんのりとした甘さの甘酒入りのみそだれが、やさしい味わい。

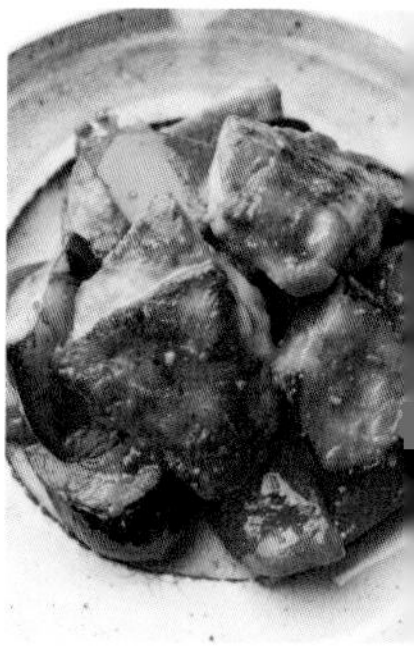

●材料（2人分）

鶏もも肉（大きめのひと口大に切り、Aをもみ込む）… 大1枚（300g）

A
- 塩 … 少々
- 酒 … 小さじ1
- しょうが（すりおろす）… 1かけ

なす（大きめの乱切り）… 2本

パプリカ（赤・乱切り）… 1個

B
- みそ … 大さじ1½
- 甘酒（米麹タイプ・またはみりん）… 大さじ1
- しょうゆ … 小さじ1

オリーブ油 … 大さじ½

●作り方

1. なすは耐熱皿にのせて
オリーブ油小さじ1（分量外）をからめ、
ラップをかけて電子レンジで3分加熱し、
すぐにラップをはずす。

2. フライパンにオリーブ油を熱し、
鶏肉を皮目から入れ、
強火で両面をこんがり5分ずつ焼く。

3. ❶を加えて中火でこんがり炒め、
パプリカを加えて油が回るまで炒め、
混ぜたBをからめる。

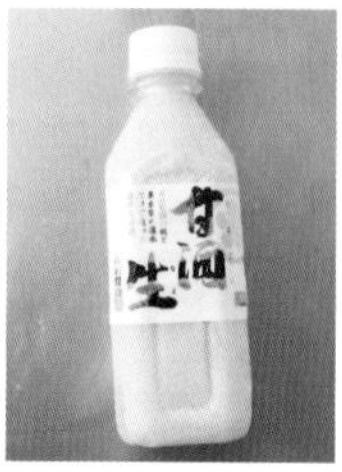

甘酒には米麹甘酒、酒粕甘酒の2種類があり、米麹甘酒はノンアルコールで、やさしい甘みで砂糖がわりに使える。砂糖が入っていない、ストレートタイプを。

にらと水菜の煮びたし

にらと水菜はさっと煮て、しゃきっとした食感を残しましょう。
ごまは刻んで香りを立たせて。冷めてもおいしいですよ。

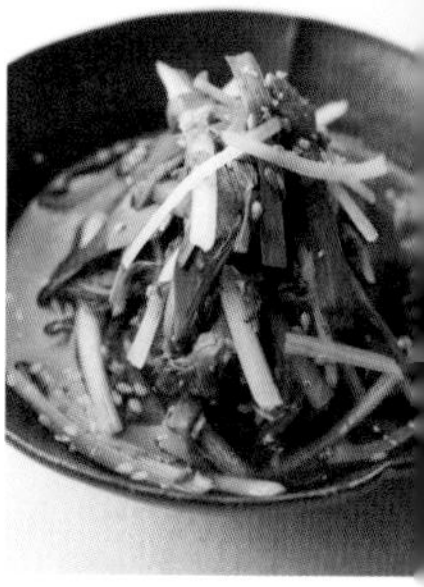

●材料（2人分）

にら（5～6cm長さに切る）… 1束

水菜（5～6cm長さに切る）… ½袋

A
- だし汁 … ½カップ
- しょうゆ … 小さじ½
- 塩 … 小さじ⅓

金いりごま（刻む）… 大さじ1

●作り方

1. 鍋にAを煮立たせ、
にら、水菜を加えて中火でさっと煮、
火を止めていりごまをふる。

＊黒米、もち麦入りごはんを添える

6

鶏ひき肉の豆腐ハンバーグ

先にひき肉と豆腐を混ぜることで、ふんわりとした食感に。
きのこたっぷりの甘辛あんをかけていただきます。

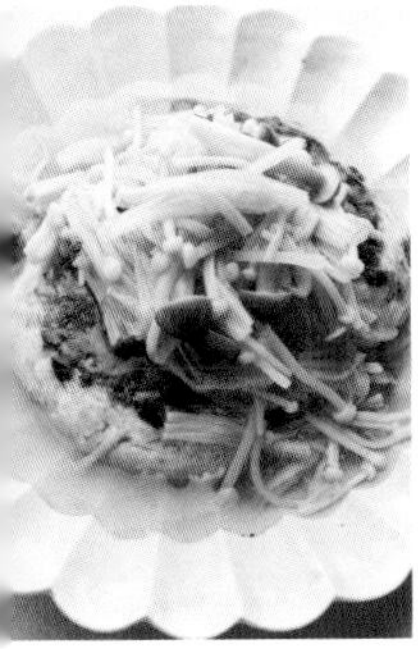

●材料（2人分／4個）

鶏ひき肉…150g
木綿豆腐（キッチンペーパーで包み、
重しをのせて10分水きりする）
…1丁（300g）

A
- 玉ねぎ（みじん切り）…¼個
- 塩…ふたつまみ
- 黒こしょう…少々
- 片栗粉…大さじ1

B
- えのきだけ（長さを半分に切り、ほぐす）…1袋（100g）
- しめじ（ほぐす）…½パック（50g）
- しょうが（細切り）…1かけ
- しょうゆ、みりん…各小さじ1
- 塩…小さじ⅓
- 水…1カップ

C
- 片栗粉…大さじ½
- 水…大さじ1

オリーブ油…大さじ½

●作り方

1. ボウルにひき肉、豆腐を入れ、粘りが出るまで手で練り混ぜ、Aを順に加えてさらに練り混ぜ、4等分して小判形にまとめる。
2. フライパンにオリーブ油を熱し、❶を入れ、ふたをして弱めの中火で両面を6分ずつ焼く。
3. 鍋にBを入れて中火で2～3分煮、混ぜたCでとろみをつける。器に盛った❷にかける。

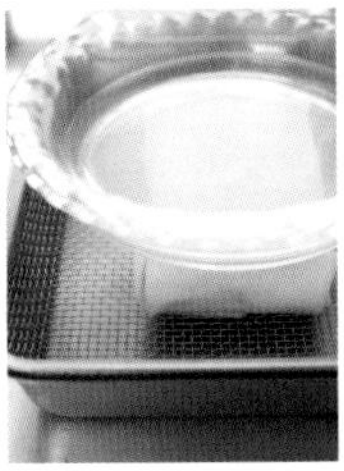

豆腐はキッチンペーパーで包み、皿2枚などの重しをのせて10分水きりする。かたくなるので、水きりしすぎないように。

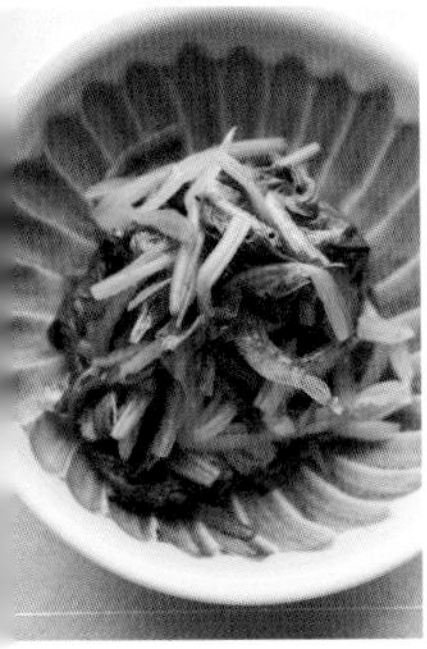

ほうれんそうと桜えびのおひたし

蒸しゆでにしたほうれんそうは、だし洗いで下味を。
桜えびは最後に加え、食感と風味をアクセントにします。

●材料（2人分）

ほうれんそう（4～5cm長さに切る）
…小1束
桜えび…大さじ4

A
- しょうゆ…小さじ2
- だし汁…大さじ4

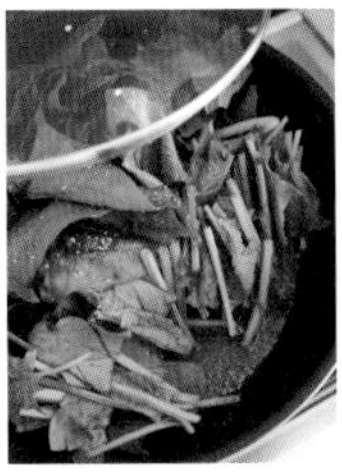

ゆで野菜は栄養分が流れ出ないように、少量の水で蒸しゆでにするのがコツ。水¼カップとともにフライパンに入れ、ふたをして加熱する。

●作り方

1. フライパンにほうれんそう、水¼カップ、塩少々（分量外）を入れ、ふたをして火にかけ、煮立ったら中火で1～2分蒸しゆでにし、さっと水をかけて水けを絞る。
2. 混ぜたA大さじ1をからめ、汁けを絞り、残りのA、桜えびを加えてあえる。

＊雑穀ミックス入りごはんを添える

7

蒸しささみの梅しそおかずサラダ

電子レンジ加熱したささみは、大きめにさいて食べごたえを出して。
梅干しと青じその豊かな風味で、野菜がもりもり食べられます。

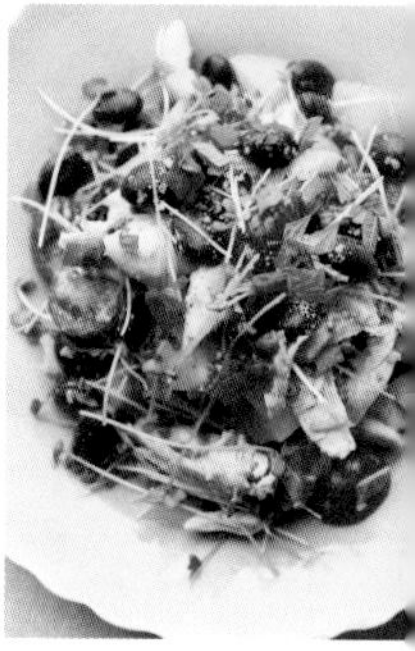

●材料（2人分）

鶏ささみ…5本（200g）
A｜塩、黒こしょう…各少々
　｜白ワイン（または酒）…小さじ1
パプリカ（黄・2cm角に切る）…1個
プチトマト（縦半分に切る）…8個
ブロッコリースプラウト（根元を切る）
　…1パック
ゆで黒豆（またはゆで大豆）
　…1カップ（150g）
B｜梅干し（たたく）…1個
　｜青じそ（粗みじん切り）…10枚
　｜白すりごま…大さじ2
　｜水…大さじ1
　｜オリーブ油…小さじ2
　｜しょうゆ…小さじ1

●作り方

① ささみは耐熱皿にのせてAをからめ、ラップをかけて電子レンジで3分加熱し、そのまま冷まして大きめにさく。

② ボウルにB（青じそは少し残して）を入れて混ぜ、❶、野菜と黒豆の順に加えてあえる。
器に盛り、残りの青じそを散らす。

豆苗《トウミョウ》とまいたけのスープ

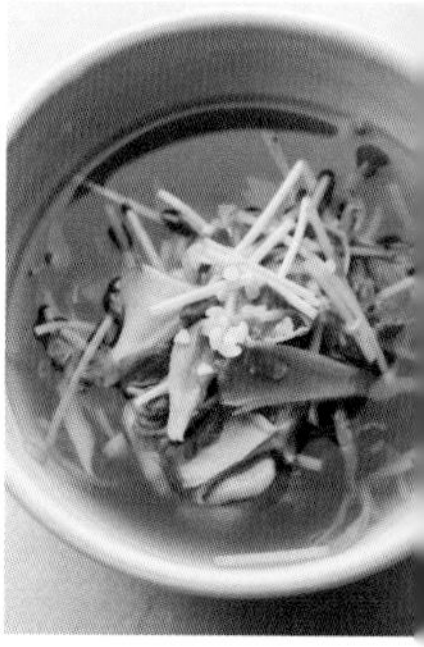

まいたけの香りが詰まった、ヘルシーなスープ。
味つけは塩麹だけでも、うまみ十分の奥深い味わい。

●材料（2人分）

豆苗《トウミョウ》（長さを3等分に切る）…½袋
まいたけ（ほぐす）…½パック（50g）
だし汁…2カップ
塩麹…小さじ2＊
＊または塩小さじ⅓

●作り方

① 鍋にだし汁を煮立たせ、豆苗、まいたけを加えて中火で2～3分煮、塩麹を加える。

＊もち麦、発芽玄米入りごはんを添える

8 手羽先と大根のにんにくしょうがスープ

コトコト煮た手羽先は、ほろほろにくずれるやわらかさ。
うまみが溶け出したスープが絶品。体の芯から温まります。

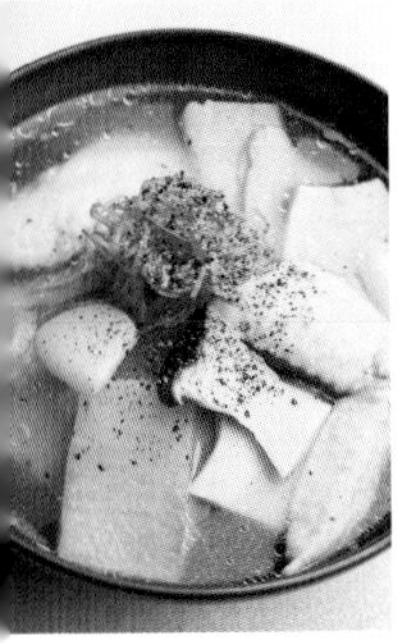

●材料（2人分）

鶏手羽先（裏に1本切り込みを入れ、熱湯を回しかける）…6本（300g）
大根（長さを半分に切り、縦1cm幅に切る）…6cm
エリンギ（長さを半分に切り、縦5mm幅に切る）…1パック（100g）
A ｜にんにく（縦半分に切って芽を除く）、しょうが（皮ごと薄切り）…各2かけ
　｜水…3カップ
塩…小さじ1
長ねぎの青い部分（薄い小口切り）…5cm
黒こしょう…少々

●作り方

1. 鍋に手羽先、大根、Aを入れて火にかけ、煮立ったらアクをとり、ふたをして弱火で30〜40分煮る。
2. エリンギ、塩を加えて弱火で10分煮、器に盛って長ねぎをのせ、黒こしょうをふる。

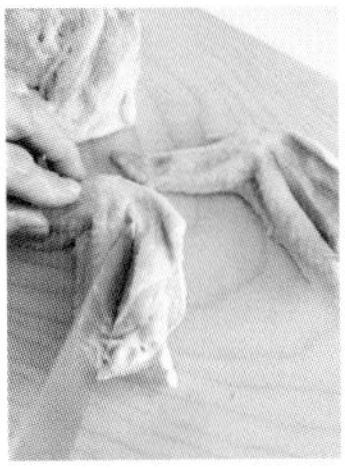

手羽先は、裏側に骨に沿って深めに1本切り込みを入れる。こうすると、肉のうまみが出やすく、食べやすくなる。

ほうれんそうとにんじんのナムル

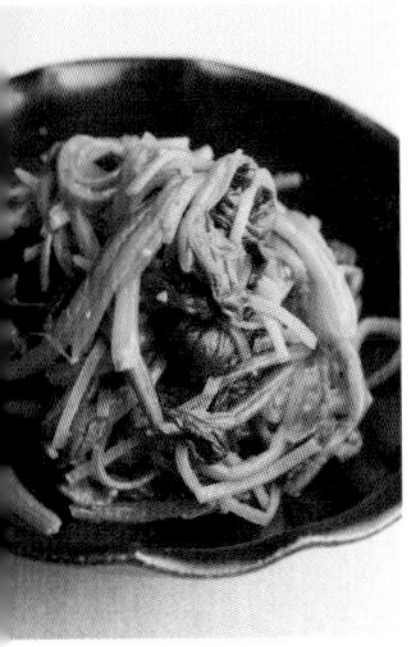

にんにくはすりおろして、韓国風のパンチのある味に。
小松菜、絹さや、もやし、いんげんで作っても美味です。

●材料（2人分）

ほうれんそう（長さを3等分に切る）…小1束
にんじん（せん切り）…$\frac{1}{3}$本
A ｜えごま油（またはごま油）…小さじ2
　｜塩…小さじ$\frac{1}{3}$
　｜にんにく（すりおろす）…少々
　｜白すりごま…小さじ1

●作り方

1. フライパンにほうれんそう、にんじん、水$\frac{1}{4}$カップ、塩少々（分量外）を入れ、ふたをして火にかけ、煮立ったら中火で90秒蒸しゆでにし、さっと水をかけて水けを絞る。Aを順に加えてあえる。

＊黒米、もち麦入りごはんを添える

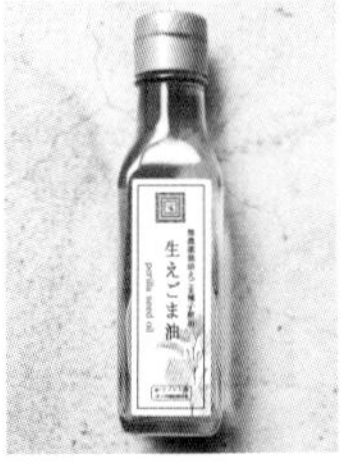

えごま油は、シソ科のえごまの種子を搾った油。オメガ3脂肪酸を豊富に含み、血液サラサラ、美肌、脳を活性化する作用が。生食用の油で、あえもの、サラダ、スープにかけても。保存は冷蔵室で。

9 豚ロース肉の照り焼き献立

良質なたんぱく質、ビタミンB_1が豊富な豚肉は、ツヤのある肌や髪づくり、疲労回復に不可欠。長ねぎのアリシンと一緒にとることで、吸収がよくなります。小松菜としらすのカルシウムは、梅干しのクエン酸で吸収率をアップさせます。

★作り方は28ページ

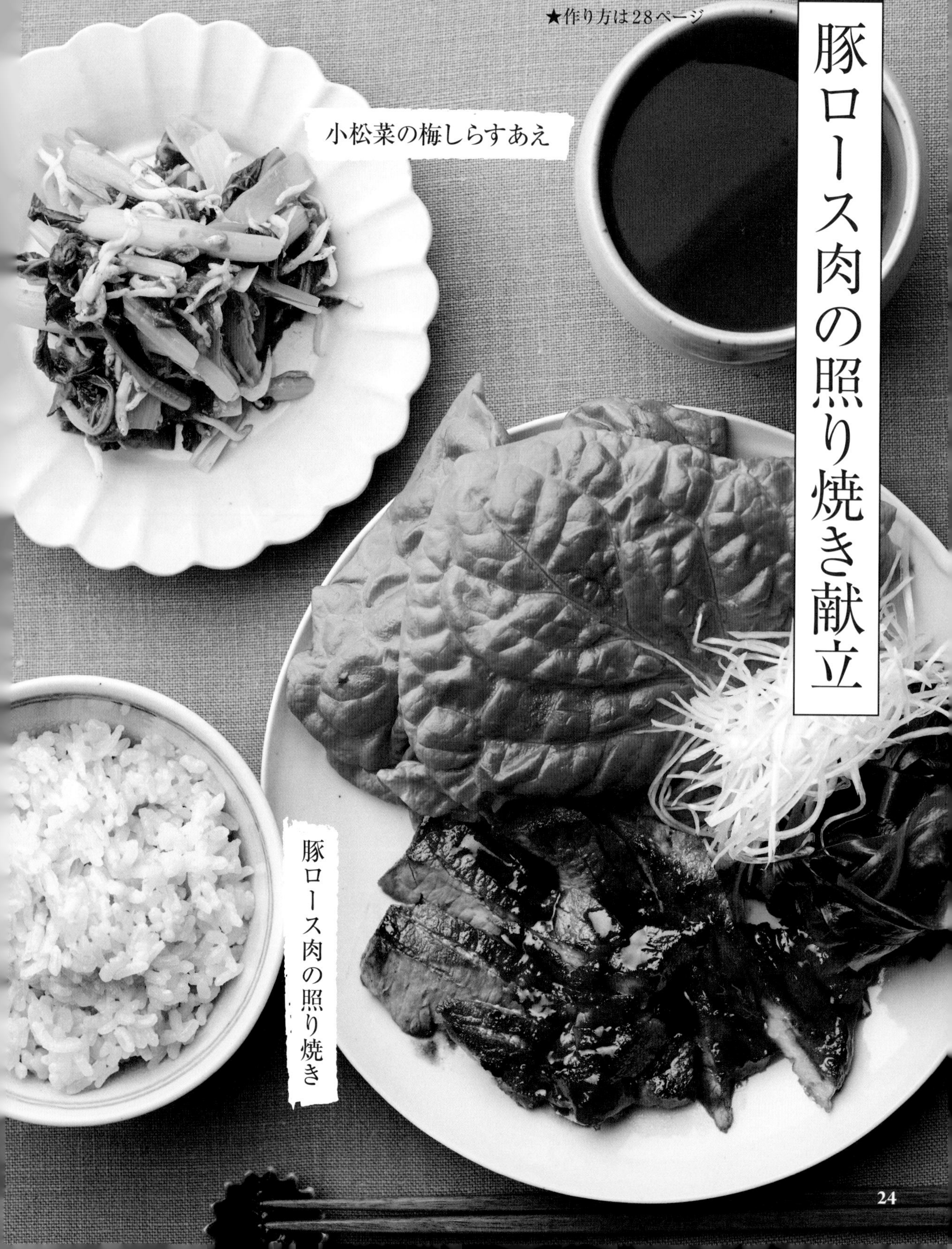

小松菜の梅しらすあえ

豚ロース肉の照り焼き

10 豚しゃぶしゃぶ肉ときのこのサラダ献立

ゆでた豚肉にはにんにくだれをかけ、ビタミンB_1の吸収をよくして、疲れ知らずの体に。きのこ、野菜、海藻をミックスして、食物繊維で便秘解消、ミネラルで骨や歯を丈夫に。スープのあさりはビタミンB_{12}を多く含み、貧血予防や安眠にも作用があります。

★作り方は29ページ

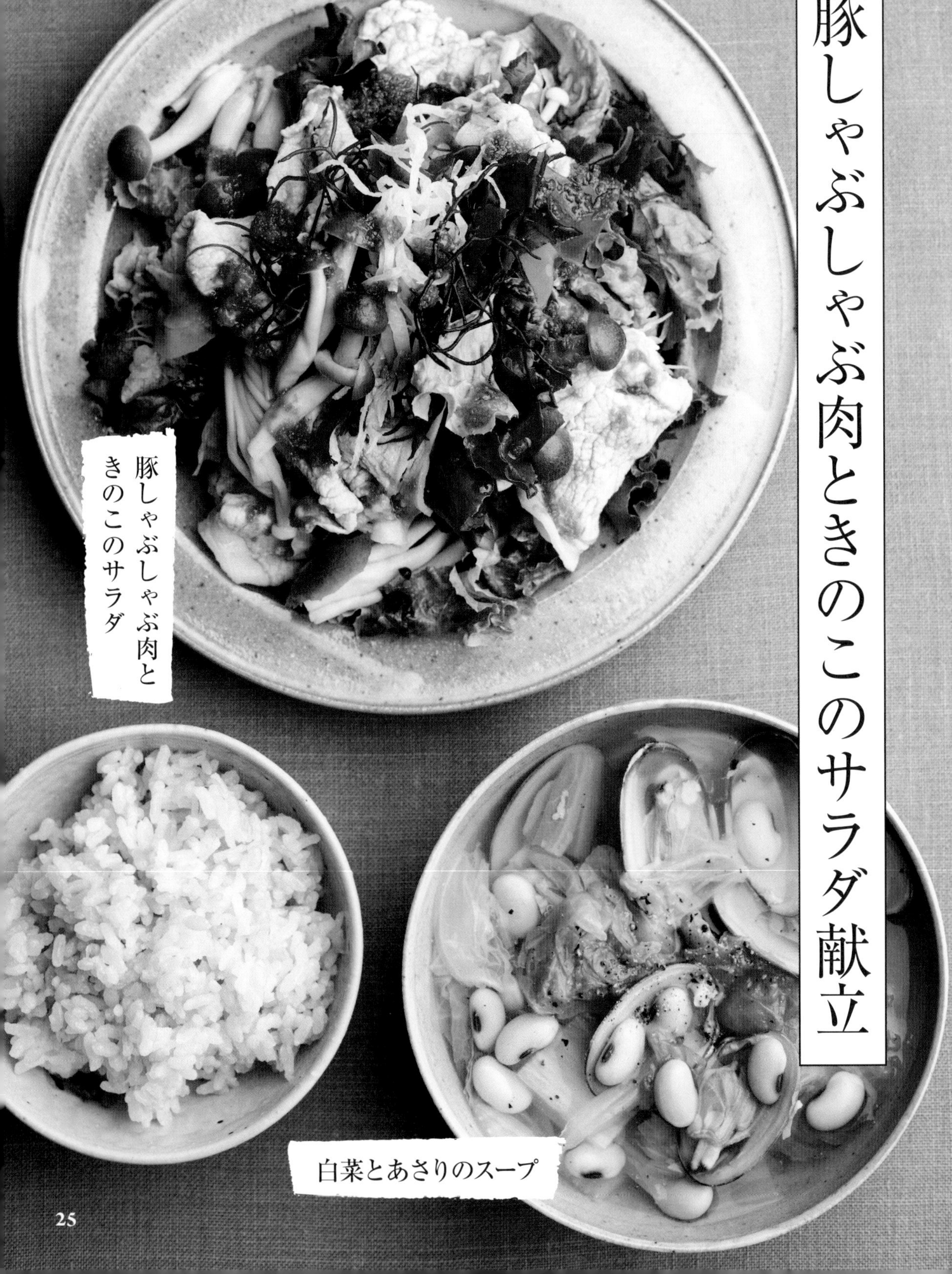

豚しゃぶしゃぶ肉ときのこのサラダ

白菜とあさりのスープ

11

豚ロース肉とパプリカのトマト煮献立

トマトは旬の時期に収穫された、リコピンたっぷりで吸収率がいい水煮缶がおすすめ。それに、赤パプリカのビタミンACE《エース》の強い抗酸化作用で老化防止、美肌効果をプラス。副菜のブロッコリーは、ビタミンCの宝庫。老化や病気予防にもひと役買ってくれます。

★作り方は30ページ

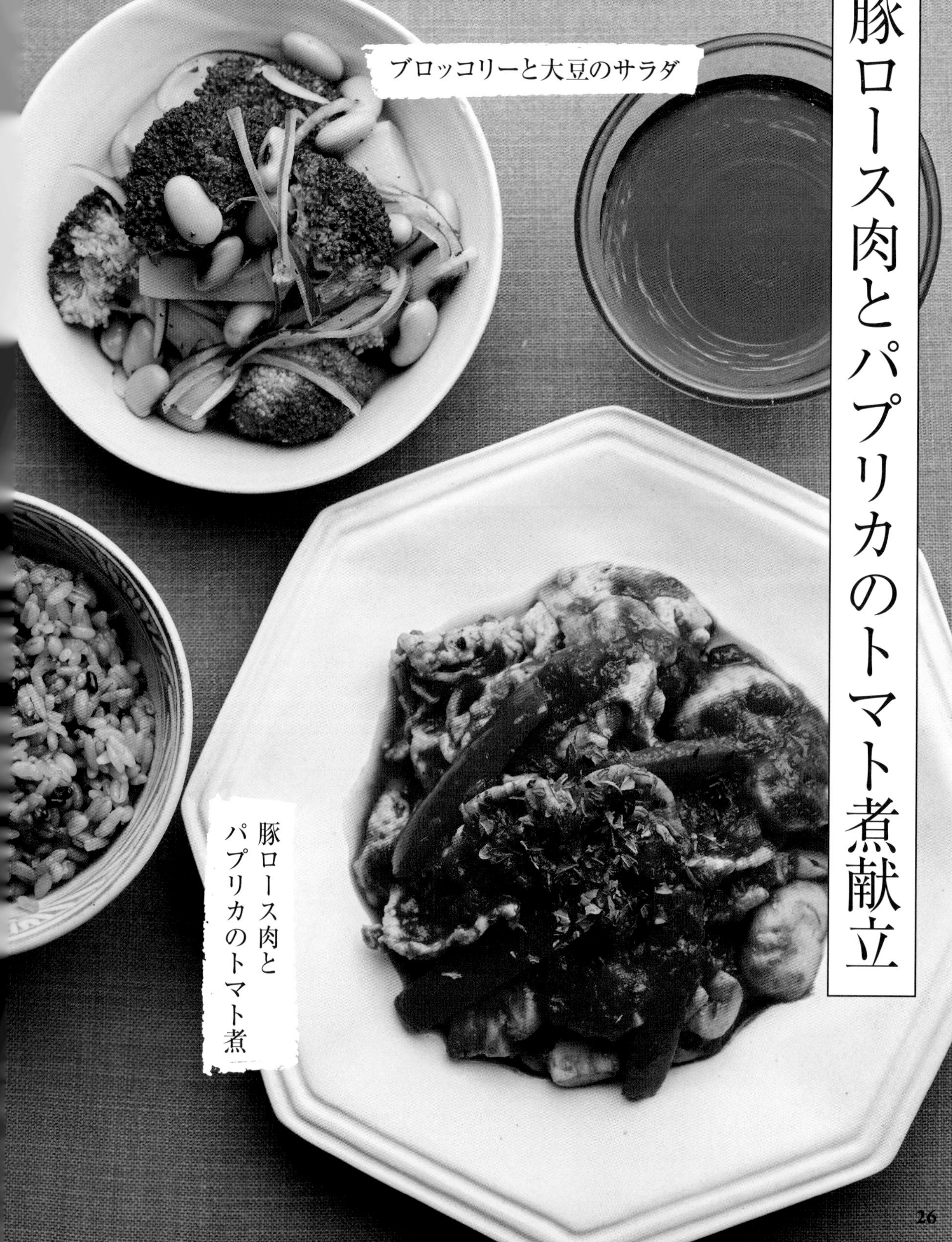

ブロッコリーと大豆のサラダ

豚ロース肉とパプリカのトマト煮

12 豚もも肉ときくらげのとろみ炒め献立

豚肉の中でも脂肪が少なく、高たんぱくなもも肉を使って、手軽な炒めものにしました。食物繊維のほかビタミンDが豊富なきくらげを加えて、骨粗しょう症予防を。β-カロテン豊富なおかひじきは、免疫力を高め、むくみを予防、骨を丈夫にする力も。

★作り方は31ページ

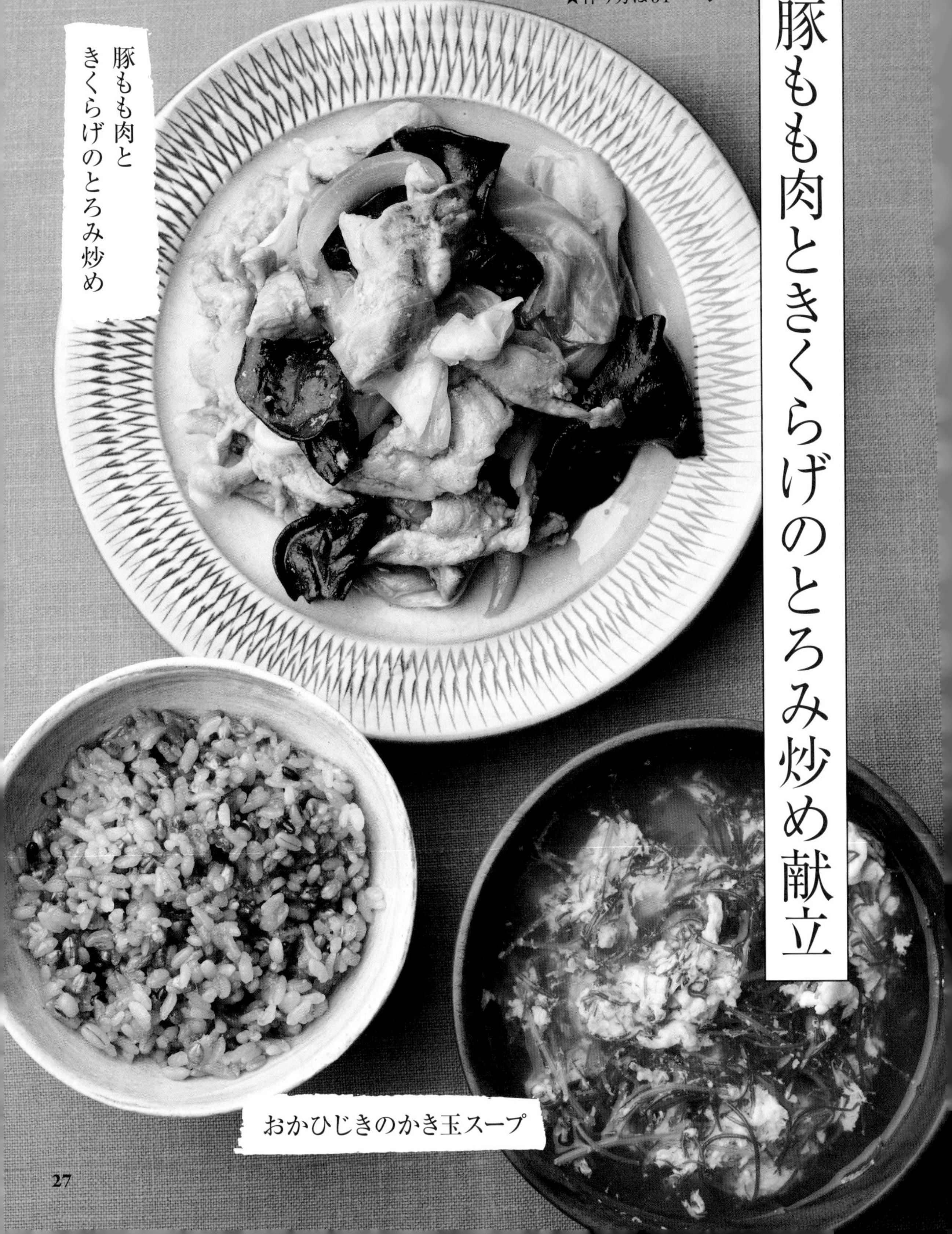

豚もも肉ときくらげのとろみ炒め

おかひじきのかき玉スープ

豚ロース肉の照り焼き

豚肉は両面に切り込みを入れ、甘辛だれをしっかりからめます。
サンチュで長ねぎやわかめと一緒に、くるりと巻いていただきます。

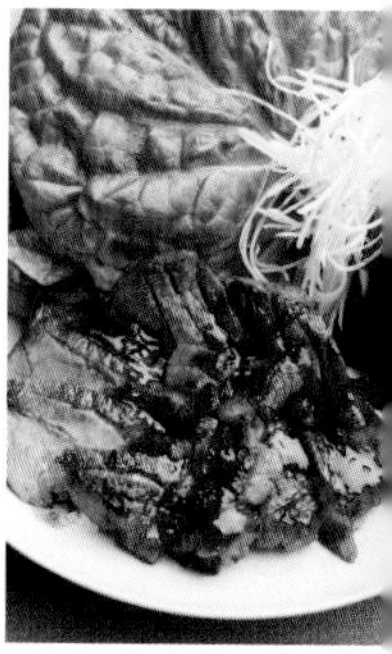

●材料（2人分）

豚肩ロース肉（とんかつ用・
両面に厚みの半分まで
斜め5mm幅の切り込みを入れ、
Aをからめる）… 2枚（200g）

A｜酒、しょうが汁 … 各大さじ½

B｜しょうゆ … 大さじ1
　｜砂糖、みりん … 各大さじ½

オリーブ油 … 大さじ½

サンチュ … 10枚

塩蔵わかめ（水で戻したもの・
5～6cm長さに切る）… 60g

長ねぎ（縦半分に切って
斜め薄切りにし、水にさらす）
… ⅓本

●作り方

① フライパンにオリーブ油を熱し、
汁けをきった豚肉（つけ汁は残す）を入れ、
強めの中火で両面をこんがり2～3分ずつ焼く。

② 脂をペーパーでふき、豚肉のつけ汁、
Bを加え、強めの中火で照りよくからめる。
肉を食べやすく切り、サンチュ、
わかめ、長ねぎとともに器に盛る。

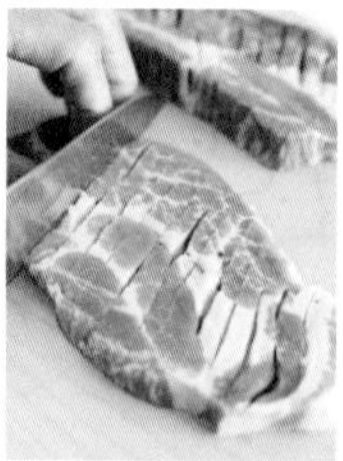

豚肉は、両面に厚みの半分くらいまで斜め5mm幅の切り込みを入れる。こうすると火の通りがよくなるだけでなく、味もよくしみ込む。

小松菜の梅しらすあえ

梅の酸味とわさびの風味で、さっぱりと食べられる一品。
小松菜は栄養分が流れにくいよう、蒸しゆでにします。

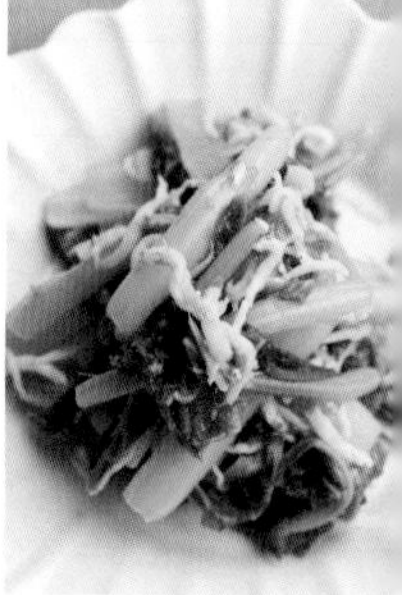

●材料（2人分）

小松菜（5～6cm長さに切る）… 小1束

A｜梅干し（たたく）… 1個
　｜しらす … 大さじ4
　｜しょうゆ、おろしわさび、水
　｜… 各小さじ1

●作り方

① フライパンに小松菜、水¼カップ、
塩少々（分量外）を入れ、ふたをして
火にかけ、煮立ったら中火で2～3分
蒸しゆでにし、粗熱がとれたら水けを絞る。
混ぜたAを加えてあえる。

＊発芽玄米入りごはんを添える

おそれいりますが
切手を
お貼りください

POST CARD

104-8357

東京都中央区京橋3-5-7

(株)主婦と生活社　料理編集

「50歳からのからだ整え2品献立」係行

ご住所

〒　　　　　－

お電話　　　　　　　(　　　　　　　)

お名前（フリガナ）

男　・　女　　年齢　　　歳

ご職業　1. 主婦　2. 会社員　3. 自営業　4. 学生　5. その他（　　　　）

未婚・既婚（　　）年

家族構成（年齢）

「50歳からのからだ整え2品献立」はいかがでしたか？　今後の企画の参考にさせていただくため、アンケートにご協力ください。

＊お答えいただいた方、先着1000名の中から抽選で20名様に、小社刊行物（料理本）をプレゼントいたします（刊行物の指定はできませんので、ご了承ください）。当選者の発表は、商品の発送をもってかえさせていただきます。

Q1 この本を購入された理由は何ですか？

Q2 この本の中で「作りたい」と思った料理を3つお書きください。

（　　　　）ページの（　　　　　　　　　　　　　　　　　）

（　　　　）ページの（　　　　　　　　　　　　　　　　　）

（　　　　）ページの（　　　　　　　　　　　　　　　　　）

Q3 この本の表紙・内容・ページ数・価格のバランスはいかがですか？

Q4 あなたが好きな料理研究家と、その理由を教えてください。

Q5 この本についてのご意見、ご感想をお聞かせください。

＊ご協力ありがとうございました＊

★お答えいただいた内容を弊社のSNSなどでご紹介させていただいてもいいでしょうか？

（ご住所、お名前などの個人情報は一切公開いたしません）　はい ／ いいえ

10

豚しゃぶしゃぶ肉ときのこのサラダ

豚肉は、きのこのうまみがうつった湯でゆでるのがコツ。
海藻ミックスがなければ、わかめでもOKです。

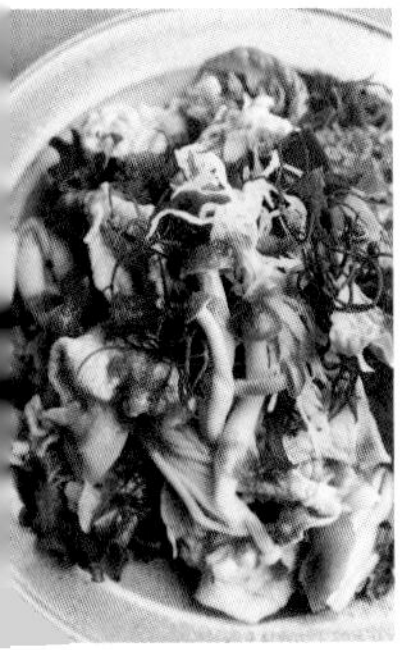

●材料（2人分）

豚ロース薄切り肉（しゃぶしゃぶ用）
…200g
しめじ（ほぐす）…1パック（100g）
えのきだけ（ほぐす）…1袋（100g）
サニーレタス（ちぎる）…4枚
海藻ミックス（乾燥・水で戻し、
水けを絞る）…10g
A｜しょうゆ…大さじ1
｜酢…大さじ½
｜ごま油…小さじ1
｜砂糖…小さじ½
｜にんにく、しょうが（ともにすりおろす）…各1かけ

●作り方

1. きのこは塩少々（分量外）を加えた熱湯でさっとゆで、ざるに上げる。
続けて豚肉を1枚ずつ入れて弱火でゆで、色が変わったらざるに上げる。

2. 器に❶、サニーレタス、海藻を合わせて盛り、混ぜたAをかける。

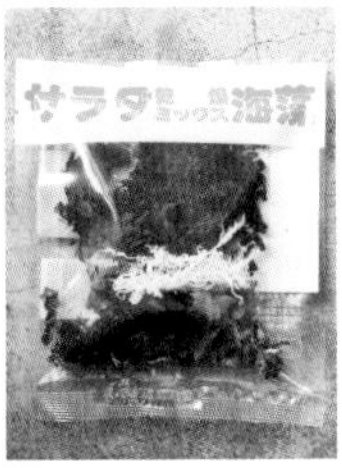

海藻ミックスは数種類の海藻が入った乾燥タイプで、食物繊維とミネラルがぎっしり。水につけて戻すだけでよく、色鮮やかできれいなので、サラダなどに入れてどっさり食べて。

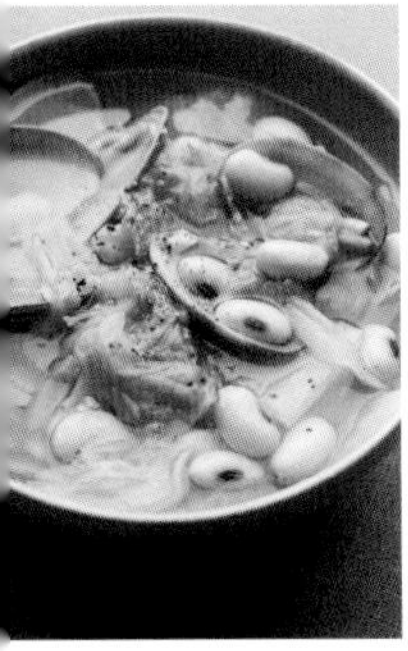

白菜とあさりのスープ

あさりのうまみがたっぷり詰まったスープです。
白菜はふたをしてくたくたに煮て、甘みを出します。

●材料（2人分）

白菜（ひと口大のざく切り）…⅛個
あさり（砂抜きしたもの）
…小1パック（150g）
ゆで大豆…½カップ（75g）
A｜酒…大さじ2
｜水…2カップ
塩…小さじ⅓
黒こしょう…少々

●作り方

1. 鍋に白菜、あさり、大豆、Aを入れて火にかけ、煮立ったらアクをとり、ふたをして中火で10分煮、塩をふる。器に盛り、黒こしょうをふる。

＊発芽玄米入りごはんを添える

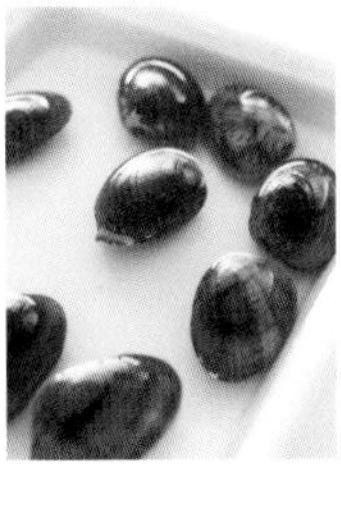

あさりは砂抜きしたものでも、50℃の湯（熱湯9：水1の割合で混ぜる）に10分つけ、さらに砂出しするとなおいい。

11

豚ロース肉とパプリカのトマト煮

豚肉は焼きすぎないで、煮込んだ時にうまみが出るように。
トマト缶を加えたらしっかり煮立たせ、酸味をとばすとよりおいしい。

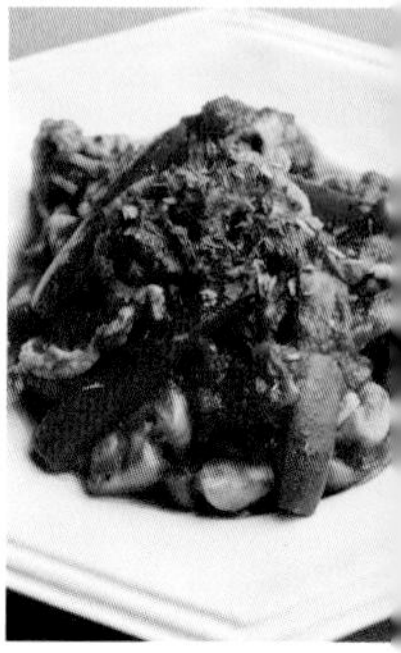

●材料（2人分）

豚ロース薄切り肉…10枚（200g）
パプリカ（赤・縦1cm幅に切る）
…1個
マッシュルーム（縦半分に切る）
…1パック（100g）
にんにく（つぶす）…2かけ
ホールトマト缶…1缶（400g）
A｜塩…小さじ½
｜黒こしょう…少々
オリーブ油…大さじ½＋大さじ½
塩、黒こしょう、オレガノ（ドライ）
…各少々

●作り方

① フライパンにオリーブ油を熱し、
塩、黒こしょうをふった豚肉を入れ、
強火で両面を色が変わるまで焼き、取り出す。

② 続けてオリーブ油、にんにくを入れて
弱火にかけ、香りが出たらパプリカ、
マッシュルームを加え、
中火でこんがり3～4分炒める。

③ ホールトマト（つぶしながら）を加えて
強めの中火で2～3分煮、
❶、Aを加えて中火で3～4分煮る。
器に盛り、オレガノをふる。

ブロッコリーと大豆のサラダ

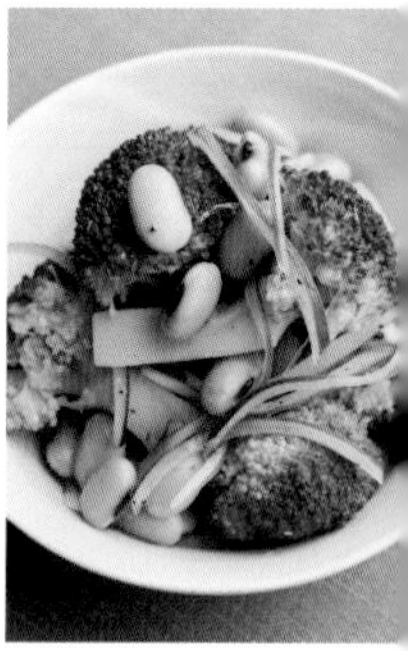

紫玉ねぎはビネガーと合わせて5分おき、辛みを抜いて。
ドレッシングにうつった、そのいい香りがアクセントです。

●材料（2人分）

ブロッコリー（小房に分け、芯は
皮をむいて1cm幅の輪切り）…1株
ゆで青大豆（またはゆで大豆）
…½カップ（75g）
A｜紫玉ねぎ（薄切り）…¼個
｜白ワインビネガー…大さじ1
B｜オリーブ油…大さじ1
｜塩…小さじ⅓
｜黒こしょう…少々

●作り方

① フライパンにブロッコリー、
水¼カップ、塩少々（分量外）を入れ、
ふたをして火にかけ、煮立ったら中火で
2～3分蒸しゆでにし、湯をきる。

② ボウルにAを入れて5分おき、
Bを混ぜ、大豆、❶を加えてあえる。

＊黒米、もち麦入りごはんを添える

12 豚もも肉ときくらげのとろみ炒め

野菜は蒸し焼きにし、カサを減らしてたっぷり食べます。
片栗粉でとろみをつけ、味をしっかりからめるのがコツ。

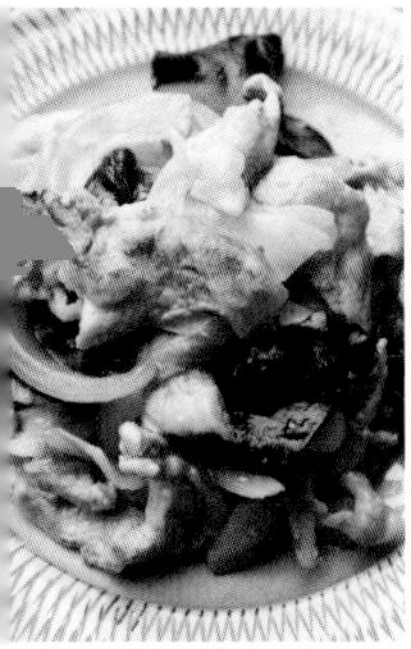

●材料（2人分）

豚もも薄切り肉（長さを半分に切り、
　Aをもみ込む）…10枚（200g）
A｜塩…少々
　｜酒、しょうが（すりおろす）
　｜　…各大さじ½
　｜片栗粉…小さじ1
キャベツ（5cm角に切る）…大4枚
玉ねぎ（1cm幅のくし形切り）…½個
きくらげ（乾燥・水で戻し、
　食べやすく切る）…10g
B｜しょうゆ…大さじ1
　｜酢…大さじ½
　｜砂糖…小さじ½
　｜水…⅓カップ
C｜片栗粉…大さじ½
　｜水…大さじ1
オリーブ油…大さじ½

●作り方

1. フライパンにオリーブ油を熱し、豚肉を強火で炒め、色が変わったら玉ねぎ、きくらげ、キャベツの順にのせ、ふたをして中火で2～3分蒸し焼きにする。

2. しんなりしたらBを加えて混ぜ、煮立ったら混ぜたCでとろみをつける。

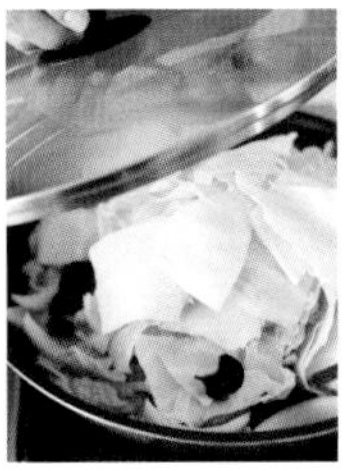

豚肉を炒めたら、玉ねぎ、きくらげ、キャベツの順にのせ、ふたをして2～3分蒸し焼きにする。野菜がしんなりし、たっぷり食べられる。

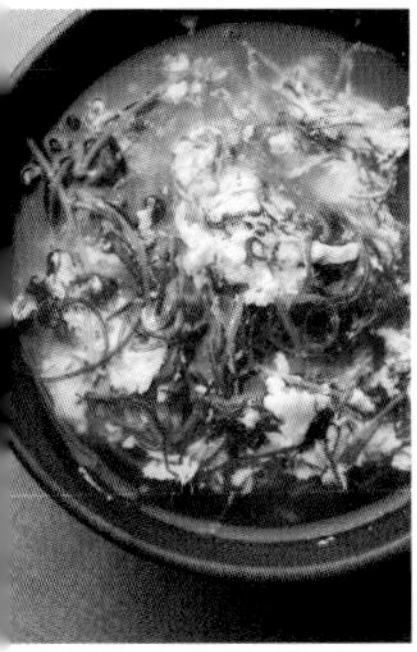

おかひじきのかき玉スープ

おかひじきの食感がアクセントの、ふんわり卵のスープ。
汁をしっかり煮立てて卵を加えると、きれいな仕上がりに。

●材料（2人分）

おかひじき（長さを3等分に切る）
　…1パック（80g）
卵…1個
だし汁…2カップ
塩…小さじ⅓

●作り方

1. 鍋にだし汁、おかひじきを入れて火にかけ、煮立ったら中火で2～3分煮、塩をふる。溶いた卵を回し入れ、ふんわり浮いたら火を止める。

＊黒米、もち麦入りごはんを添える

13 豚もも肉ともやしの梅オイスター蒸し献立

もやしはレンジ加熱してたっぷり食べると、食物繊維が無理なくとれ、腸内がきれいに。
味つけには砂糖を使わず、オイスターソースで糖質を少なめに抑えます。
しめじに含まれるオルニチンは、代謝アップや美肌にも効果が期待できます。

★作り方は36ページ

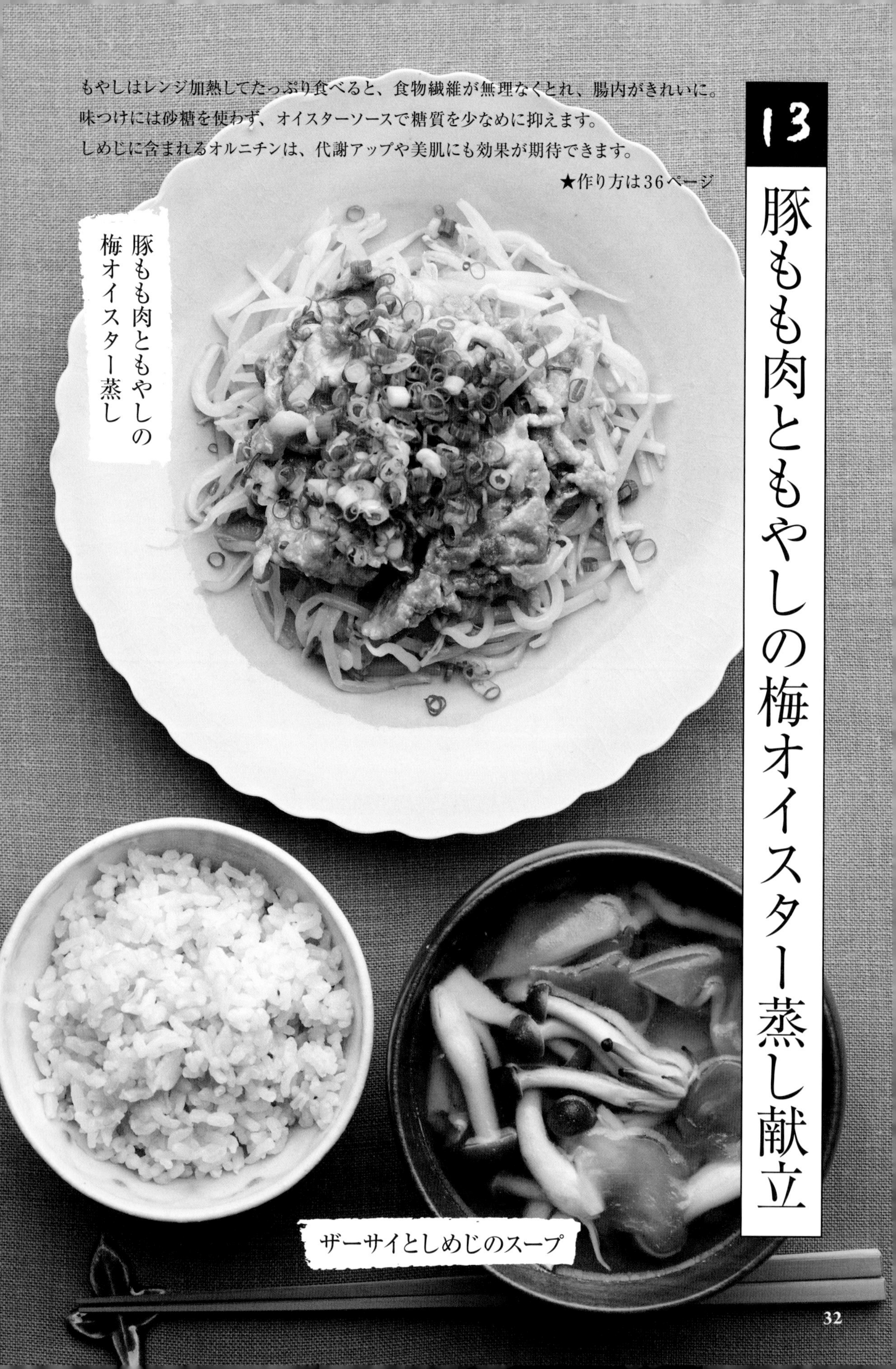

豚もも肉ともやしの梅オイスター蒸し

ザーサイとしめじのスープ

14 豚ヒレ肉の香味焼き献立

高たんぱく・低脂肪で、ビタミンB_1の宝庫の優秀食材、豚ヒレ肉に塩麹をからめて焼き、かぼちゃと春菊のビタミンACE《エース》コンビを組み合わせた、栄養バランス満点プレート。食物繊維たっぷりのサラダには、うまみのある干しえびを加えてカルシウムも補います。

★作り方は37ページ

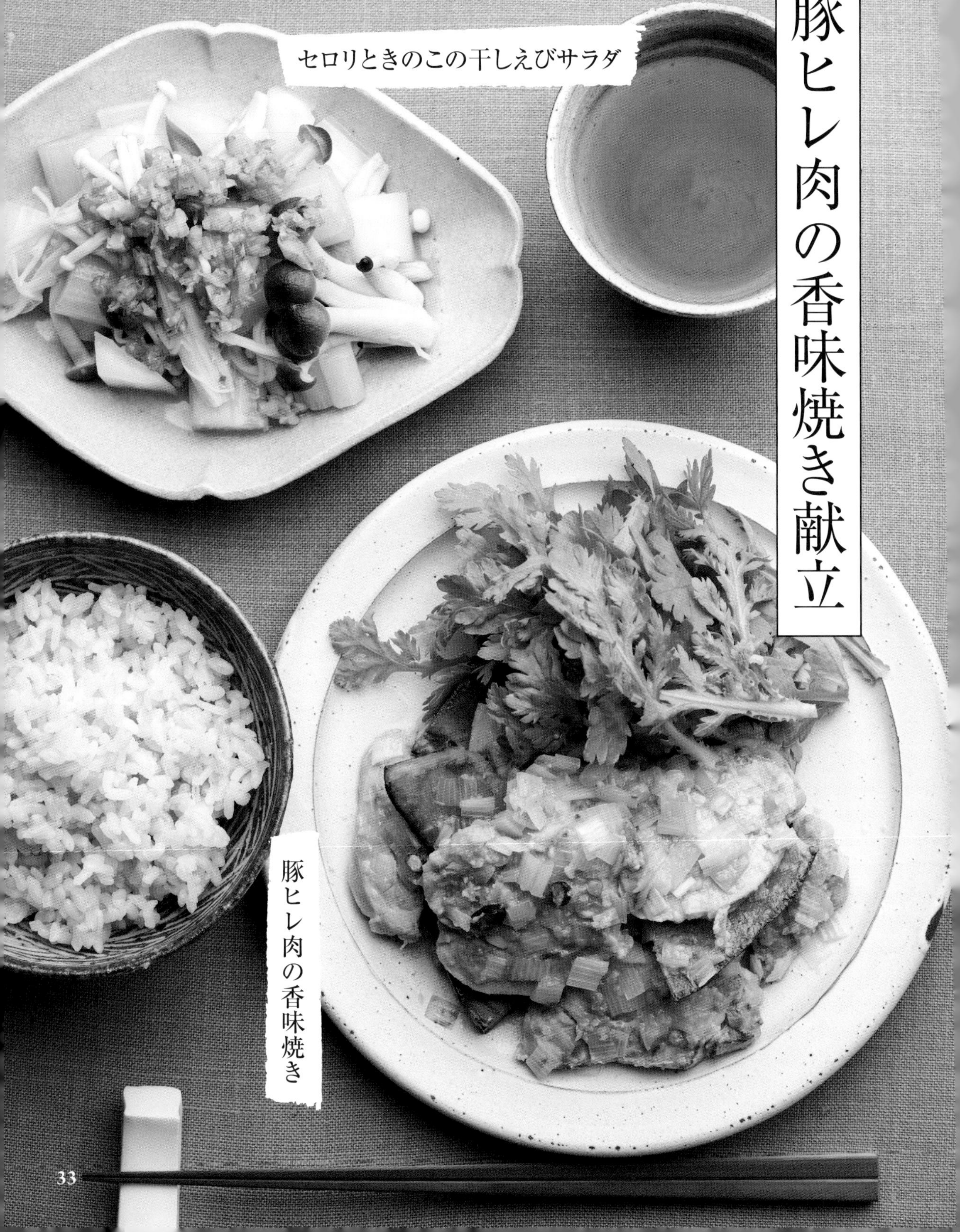

セロリときのこの干しえびサラダ

豚ヒレ肉の香味焼き

15 豚肩ロース肉の五目きんぴら献立

ごぼうとこんにゃくの食物繊維がどっさりで、お腹がすっきりするデトックスおかずです。
にんじんのβ-カロテンは油で炒めることで、その吸収をよくします。
副菜は女性の味方・豆腐の大豆イソフラボンに、のりで食物繊維と鉄分をプラスして。

★作り方は38ページ

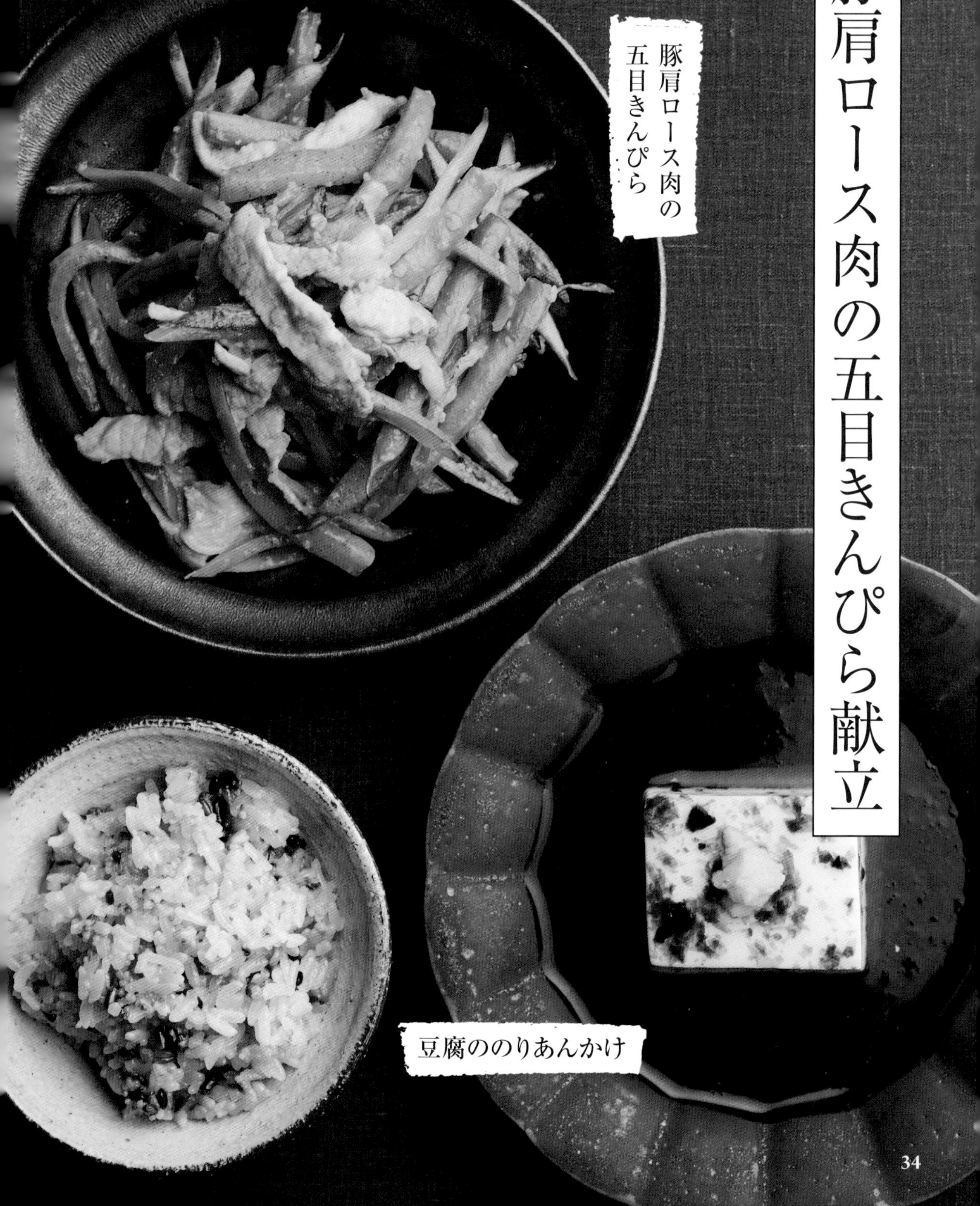

豚肩ロース肉の五目きんぴら

豆腐ののりあんかけ

16 牛肉のくわ焼き献立

牛もも肉などの赤身に含まれる良質のたんぱく質、鉄分や亜鉛などのミネラルは、ピーマンや長ねぎのビタミンCと合わせて吸収率をアップし、体を中と外から若々しく。大豆とすき昆布入りのサラダには、たんぱく質、食物繊維、ミネラルがたっぷりです。

★作り方は39ページ

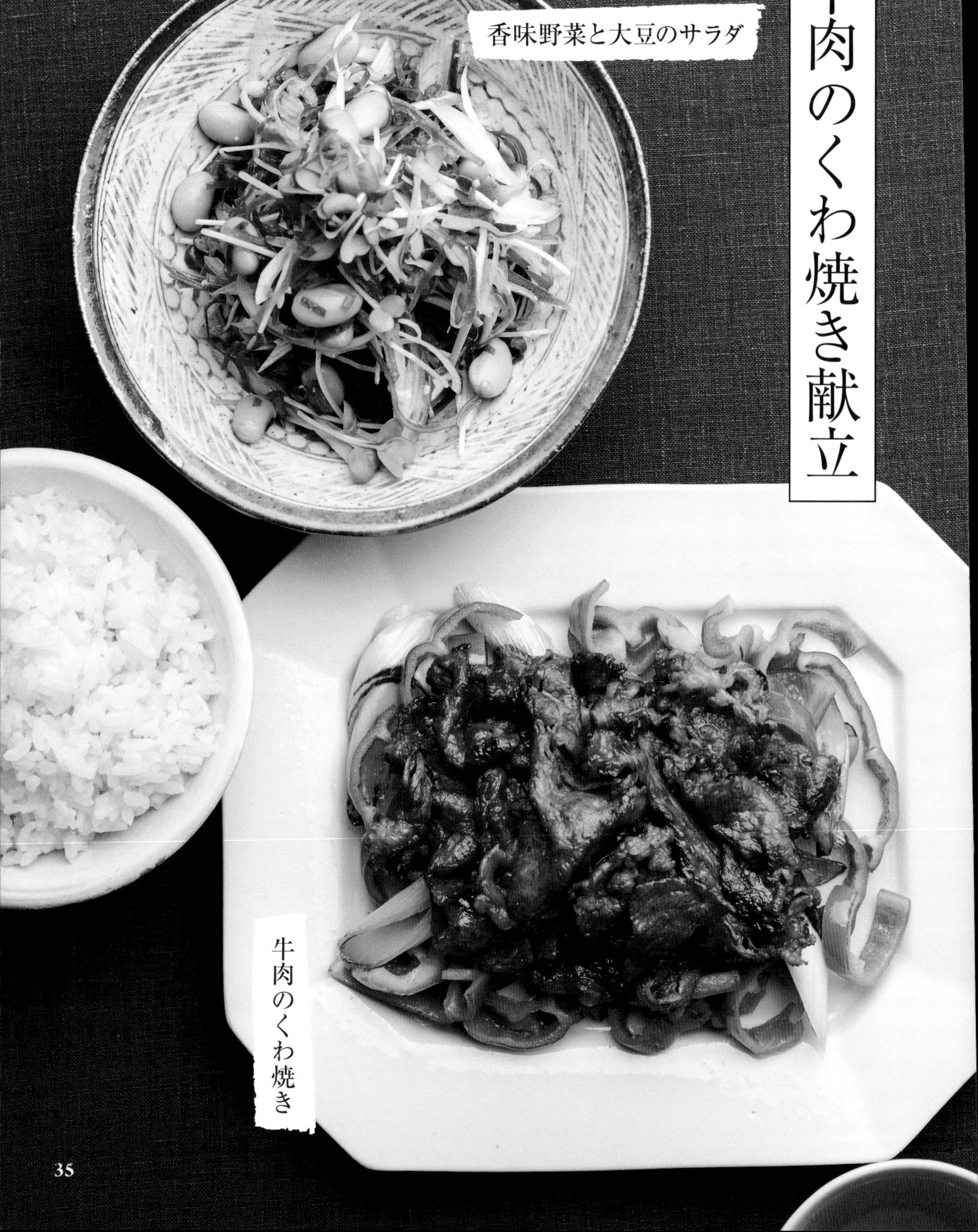

香味野菜と大豆のサラダ

牛肉のくわ焼き

豚もも肉ともやしの梅オイスター蒸し

13

豚肉ともやしを重ねて電子レンジ加熱し、全体に混ぜてどうぞ。
肉のうまみがもやしになじんで、格別においしくなります。

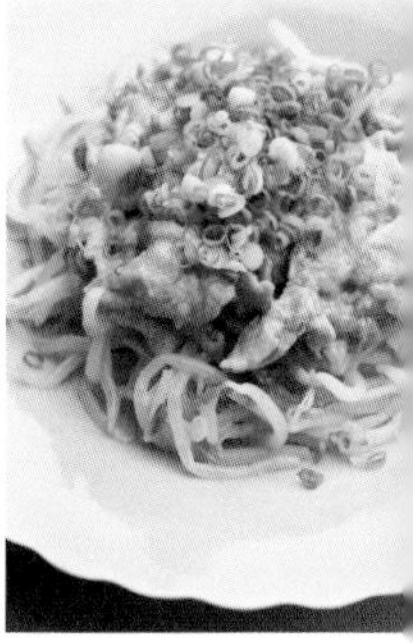

●材料（2人分）

豚もも薄切り肉（5～6cm長さに切り、
　混ぜたAをもみ込む）…10枚（200g）
A｜梅干し（たたく）…1個
　｜にんにく（すりおろす）…1かけ
　｜オイスターソース…大さじ1
　｜ごま油…大さじ½
　｜しょうゆ、酒、片栗粉…各小さじ1
もやし…1袋（200g）
万能ねぎ（小口切り）…2本

●作り方

① 耐熱皿にもやしを入れ、豚肉を広げてのせ、ラップをかけて電子レンジで6分加熱し、そのまま2分蒸らす。

② 器に盛って万能ねぎをのせ、よく混ぜて食べる。

ザーサイとしめじのスープ

ザーサイとしめじの風味が、たっぷり味わえるスープ。
わかめを加えたり、塩のかわりに塩麹小さじ1を入れても。

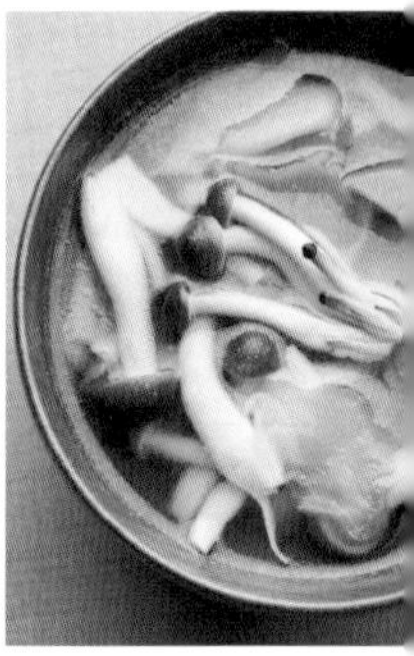

●材料（2人分）

味つきザーサイ（びん詰）
　…½びん弱（40g）
しめじ（ほぐす）…1パック（100g）
だし汁…2カップ
塩…ふたつまみ

●作り方

① 鍋にだし汁、ザーサイ、しめじを入れて火にかけ、煮立ったら弱火で2～3分煮、塩をふる。

＊発芽玄米入りごはんを添える

14 豚ヒレ肉の香味焼き

ヒレ肉は手でたたいて薄くしつつ、塩麹につけてぐっとやわらかく。
香味野菜入りのたれで焼けば、ごはんがすすみます。

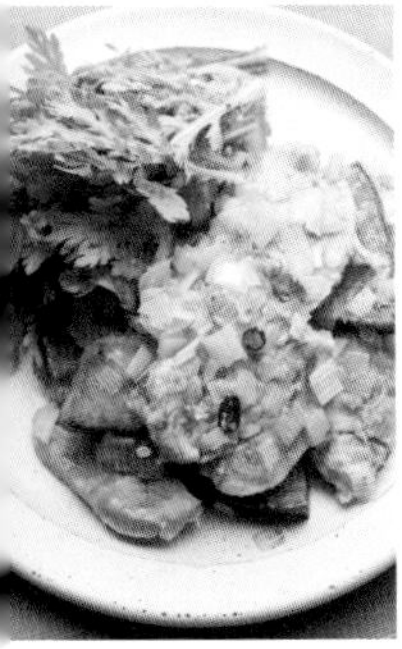

●材料（2人分）

豚ヒレかたまり肉（1cm幅に切り、
　手でたたいて少し薄くし、
　Aをもみ込む）… 200g

A　塩麹 … 大さじ1½＊
　甘酒（米麹タイプ・またはみりん）
　　… 大さじ½
　にんにく、しょうが（ともに
　　すりおろす）… 各1かけ
　赤唐辛子（小口切り）… 1本

かぼちゃ（皮ごと1cm幅×5cm長さに
　切る）… ⅛個（200g）
長ねぎ（粗みじん切り）… ⅓本
オリーブ油 … 大さじ½
春菊（葉を摘む）… ¼束

＊または塩小さじ⅔強

●作り方

1. フライパンにオリーブ油を熱し、かぼちゃを強めの中火で両面をこんがり5〜6分焼き、取り出す。

2. 続けて豚肉をたれごと広げて入れ、強めの中火で両面をこんがり2〜3分ずつ焼き、❶、長ねぎ、水大さじ1を加え、長ねぎがしんなりするまで炒める。器に盛り、春菊を添える。

セロリときのこの干しえびサラダ

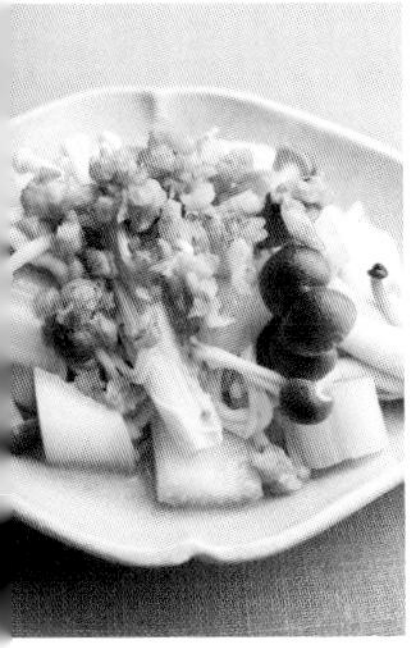

干しえびのうまみと塩けが、ドレッシングの味の主役。
セロリはさっと蒸しゆでにし、クセを抑えて食べやすくします。

●材料（2人分）

セロリ（筋を除き、1.5cm角に切る）
　… 1本
しめじ（ほぐす）… 1パック（100g）
えのきだけ（ほぐす）… 1袋（100g）

A　干しえび（湯大さじ2に10分
　　つけてみじん切りにし、
　　戻し汁に戻す）… 大さじ1
　しょうゆ、酢 … 各大さじ½
　ごま油 … 小さじ½

●作り方

1. フライパンにセロリ、きのこ、水¼カップ、塩少々（分量外）を入れ、ふたをして火にかけ、煮立ったら中火で90秒蒸しゆでにし、湯をきる。器に盛り、混ぜたA（干しえびは戻し汁ごと）をかける。

＊発芽玄米入りごはんを添える

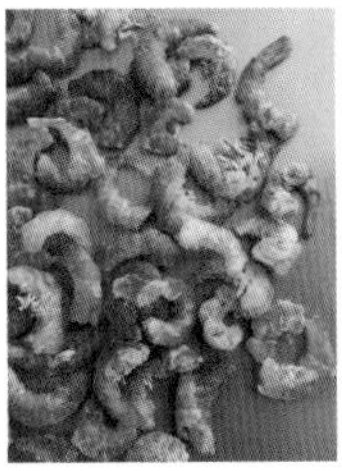

うまみたっぷりの干しえびは、湯につけて戻し、戻し汁ごと使う。キャベツやチンゲンサイ、きのこと炒めても美味。

15

豚肩ロース肉の五目きんぴら

野菜は1つずつじっくり炒め、しっかり甘みを出します。
れんこんやきのこを加えたり、季節の野菜でもぜひ作って。

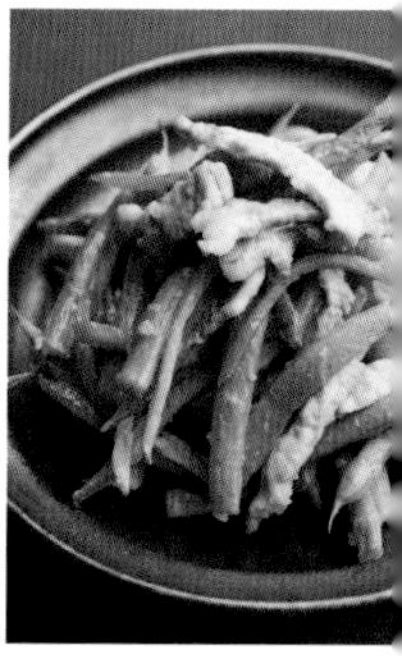

●材料（2人分）

豚肩ロース肉（しょうが焼き用・
長さを半分に切り、
横1cm幅に切る）…5枚（200g）
ごぼう（皮ごと5mm幅の斜め切りにし、
細切り）…10cm
にんじん（5mm幅の斜め切りにし、
細切り）…½本
いんげん（長さを半分に切る）…10本
こんにゃく（5mm角の棒状に切る）
…½枚（100g）
A｜塩麹…大さじ2＊
｜みりん…大さじ½
｜しょうが（すりおろす）…1かけ
オリーブ油…大さじ½
＊または塩小さじ1強

●作り方

① こんにゃくは塩ふたつまみ（分量外）で
もんで洗い、熱湯で1〜2分ゆで、湯をきる。

② フライパンにオリーブ油を熱し、
ごぼう、にんじん、❶の順に加え、
そのつど強火で油が回るまでじっくり炒める。

③ 豚肉を加えて中火で色が変わるまで炒め、
いんげんを加えてしんなり炒め、
混ぜたAを加えて汁けがなくなるまで炒める。

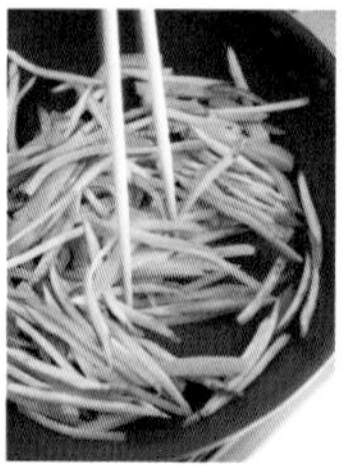

フライパンにごぼう、
にんじん、こんにゃ
くの順に加え、その
つどじっくり炒める
のがコツ。野菜の水
分が出てしんなりし、
甘みも出てくる。

豆腐ののりあんかけ

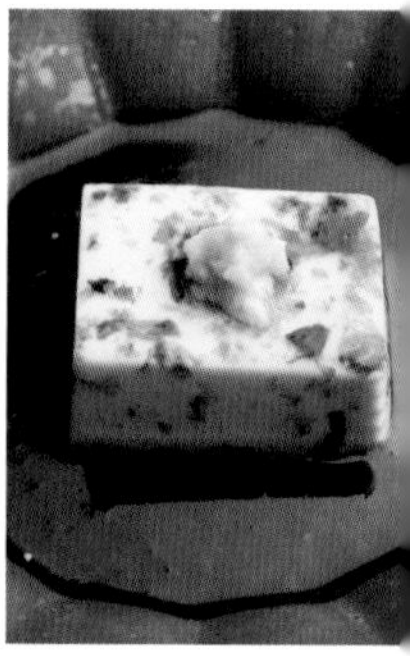

焼きのりはとろとろに溶かし、あんも残さずいただきます。
えのきやしめじなど、きのこを加えても美味です。

●材料（2人分）

絹ごし豆腐（半分に切る）…½丁（150g）
焼きのり（ちぎる）…全形1枚
A｜だし汁…1½カップ
｜しょうゆ…小さじ1
｜塩…小さじ⅓
B｜片栗粉…大さじ½
｜水…大さじ1
おろしわさび…少々

●作り方

① 鍋にA、豆腐を入れて火にかけ、
煮立ったら弱火で2〜3分煮、
豆腐は取り出して器に盛る。

② 鍋にのりを加えて中火で煮、
混ぜたBでとろみをつけ、
豆腐にかけてわさびをのせる。

＊雑穀ミックス入りごはんを添える

16

牛肉のくわ焼き

シンプルに塩で炒めた野菜の上に、甘辛味の牛肉をのせて。
一緒に食べると口の中でひとつになって、上品な味わいです。

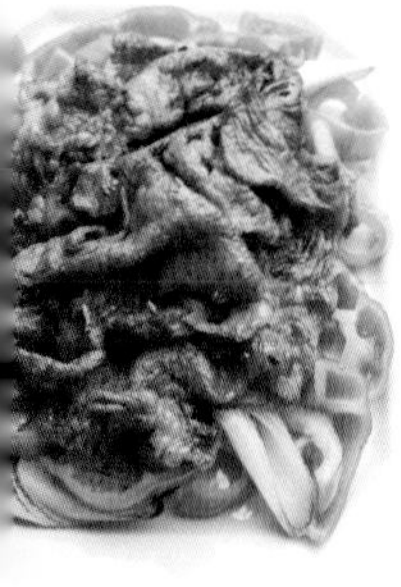

●材料（2人分）

牛もも切り落とし肉…200g
ピーマン（横5mm幅に切る）…4個
長ねぎ（1cm幅の斜め切り）…½本
A｜しょうゆ、酒…各大さじ1
｜砂糖、みりん…各大さじ½
ごま油…小さじ½
オリーブ油…小さじ1

●作り方

1. フライパンにごま油を熱し、ピーマン、長ねぎを中火でこんがり炒め、塩少々（分量外）をふって器に盛る。
2. 続けてオリーブ油を熱し、牛肉を強火で色が変わるまで炒め、Aを加えて照りよくからめ、❶にのせる。

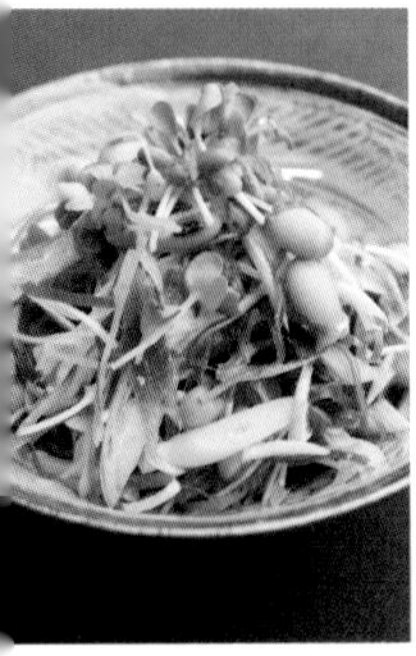

香味野菜と大豆のサラダ

先に長ねぎに酢をかけて、辛みを抑えるのがポイント。
野菜、大豆、昆布がどっさり入った、ヘルシーなひと皿。

●材料（2人分）

かいわれ（長さを半分に切る）…1パック
みょうが（縦半分に切り、薄切り）…2本
ゆで青大豆（またはゆで大豆）
…½カップ（75g）
すき昆布（乾燥・熱湯で20秒ゆで、
水にとって水けをきる）…5g
A｜長ねぎ（縦半分に切り、斜め薄切り）
｜…½本
｜酢…大さじ1
B｜オリーブ油…大さじ1
｜塩麹…小さじ2＊
＊または塩小さじ⅓

●作り方

1. ボウルにAを入れて10分おき、Bを混ぜ、残りの材料を加えてあえる。

＊発芽玄米を添える

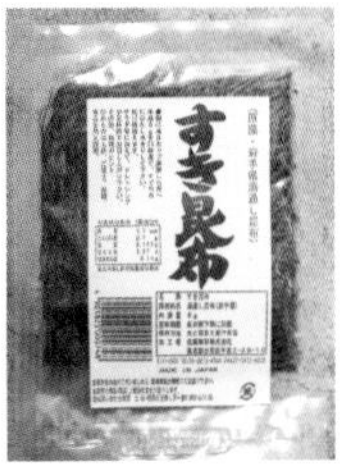

すき昆布は、ゆでた昆布を細く切り、乾燥させたもの。粘り成分の水溶性食物繊維、ミネラルが豊富で、糖質や脂質の吸収を抑える役割も。さっとゆでて汁もの、炒めもの、煮ものに。

17 牛肉ときのこのオイスターソース炒め献立

良質なたんぱく質、鉄分を多く含む牛肉に合わせるのは、どっさりのきのこ。
きのこは1～2時間天日干しすると、骨を丈夫にするビタミンDが増加するのでおすすめ。
スープにはリコピン、β-カロテン豊富なプチトマトを加え、体のサビ＝老化を防ぎます。

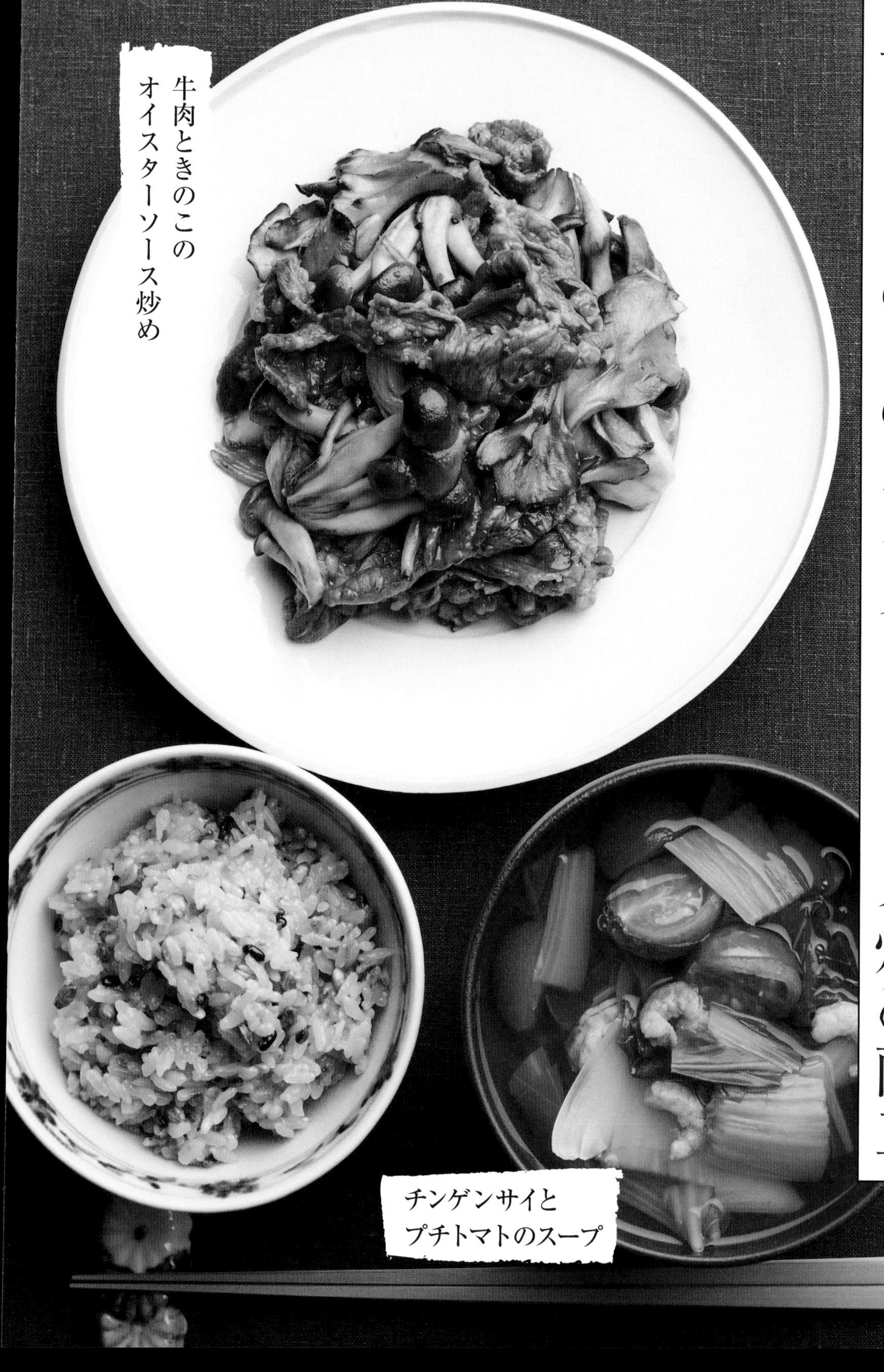

牛肉ときのこのオイスターソース炒め

チンゲンサイとプチトマトのスープ

17

牛肉ときのこのオイスターソース炒め

きのこは強火で水分をとばし、香りよく焼きつけます。
豆板醤をよりきかせたい時は、長ねぎのあとに加えて炒めて。

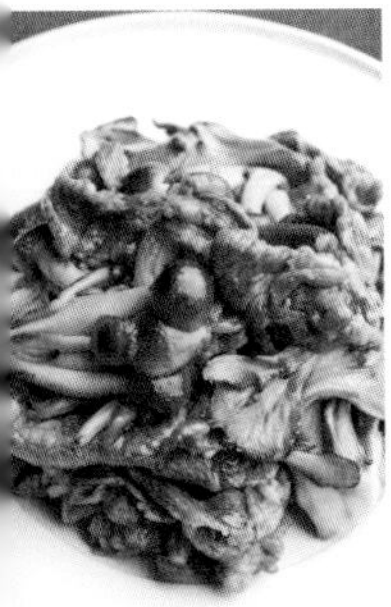

●材料（2人分）

牛もも切り落とし肉（食べやすく切り、Aをもみ込む）… 200g
A｜塩、黒こしょう … 各少々
　｜片栗粉 … 小さじ1
まいたけ（ほぐす）… 1パック（100g）
しめじ（ほぐす）… 1パック（100g）
長ねぎ（斜め薄切り）… ⅓本
B｜オイスターソース … 大さじ1
　｜酒 … 大さじ½
　｜しょうゆ … 小さじ1
　｜豆板醤 … 小さじ½
オリーブ油 … 小さじ1＋小さじ1

●作り方

① フライパンにオリーブ油を熱し、きのこを強火でこんがり焼きつけ、塩少々（分量外）をふって取り出す。

② 続けてオリーブ油を熱し、長ねぎを中火で炒め、香りが出たら牛肉を加えて色が変わるまで炒める。❶を戻し、混ぜたBをからめる。

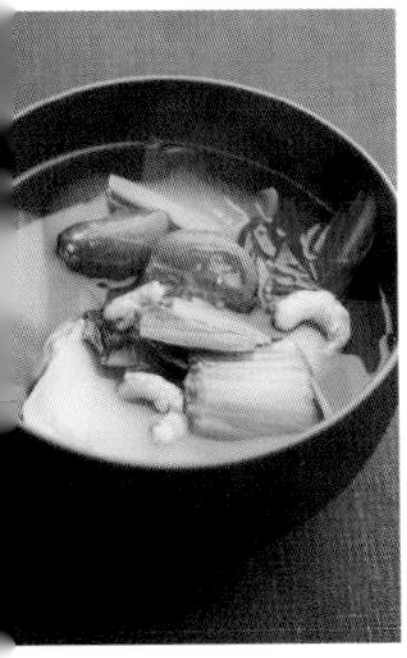

チンゲンサイとプチトマトのスープ

干しえびのうまみが詰まった、濃厚な味わいのスープ。
プチトマトの甘みと、えびの風味がよく合います。

●材料（2人分）

チンゲンサイ（2cm角に切る）… 2株
プチトマト（縦半分に切る）… 6個
A｜干しえび … 大さじ2
　｜酒 … 大さじ1
　｜水 … 2カップ
B｜塩 … 小さじ¼
　｜黒こしょう … 少々

●作り方

① 鍋にAを入れて10分おく。チンゲンサイを加えて火にかけ、煮立ったらアクをとり、ふたをして中火で6～7分煮、プチトマト、Bを加えてひと煮立ちさせる。

＊黒米、もち麦入りごはんを添える

18 しょうがみそ肉じゃが献立

ビタミンAとCを多く含む肉じゃがを、発酵食品のみそで味つけしてよりパワーアップ。体を温めるしょうがも加え、細切りにしてアクセントにしました。くるみあえのくるみは、することでビタミンEの吸収をよくし、そのアンチエイジング効果を高めます。

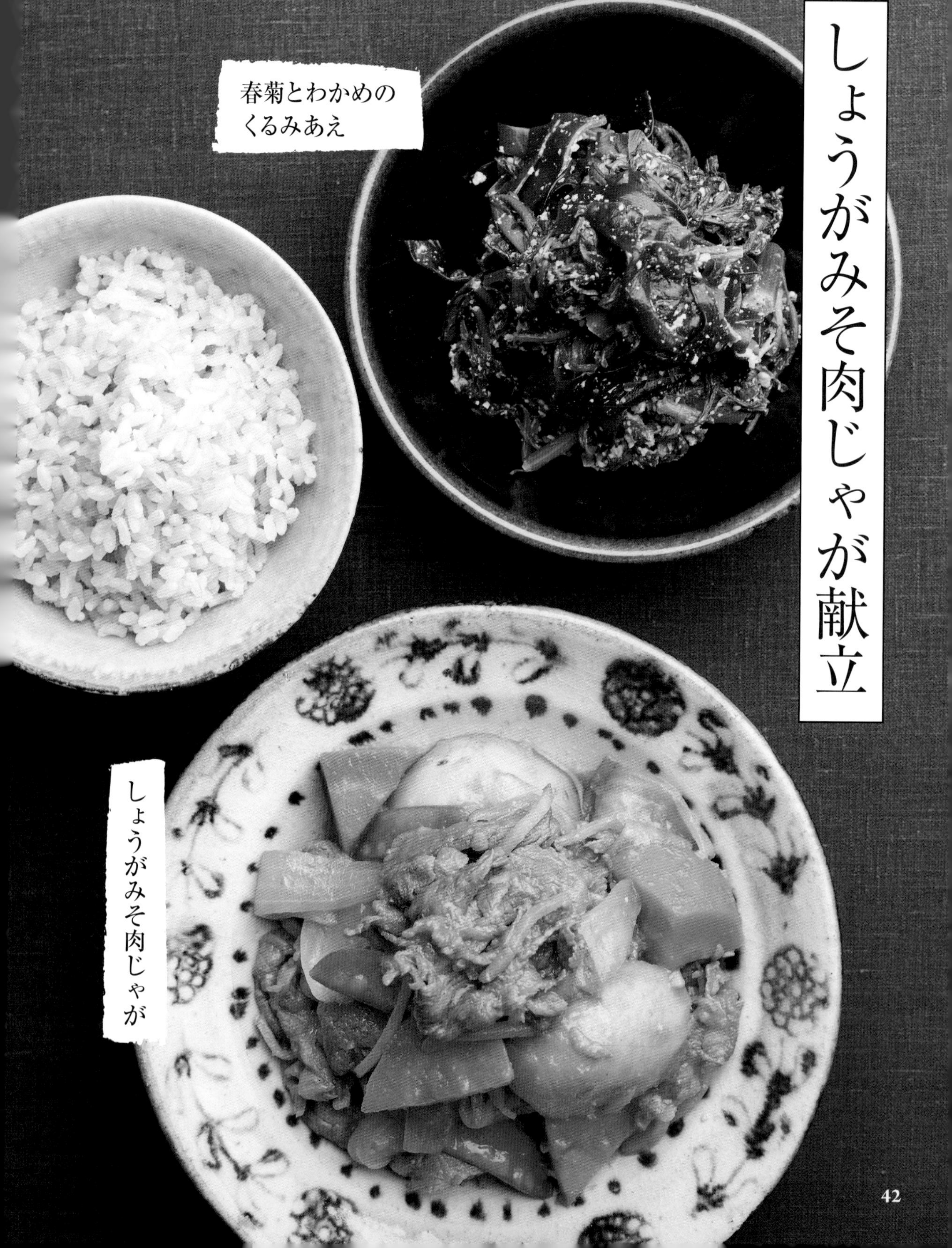

18

しょうがみそ肉じゃが

しょうがが香る、みそ風味のほくほくの肉じゃがです。
最初に野菜を十分に炒めると、味がしっかり入ります。

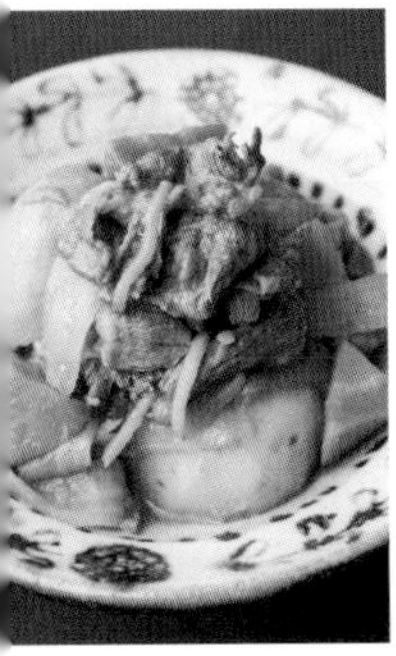

●材料（2人分）

牛もも切り落とし肉
（5～6cm長さに切る）… 200g

A
- にんじん（ひと口大の乱切り）… $\frac{1}{2}$本
- 玉ねぎ（1cm幅のくし形切り）… $\frac{1}{2}$個
- じゃがいも（大きめの乱切りにし、さっと洗う）… 2個（240g）
- しょうが（細切り）… 1かけ

B
- みそ … 大さじ$1\frac{1}{2}$
- 砂糖 … 大さじ$\frac{1}{2}$
- 酒 … 大さじ2

絹さや（筋を除く）… 10枚
オリーブ油 … 大さじ$\frac{1}{2}$

●作り方

1. フライパンにオリーブ油を熱し、Aを順に加え、そのつど中火で油が回るまでじっくり炒める。
2. 牛肉を加えて中火で色が変わるまで炒め、水1カップを加えて煮立ったらアクをとり、ふたをして強火で5～6分煮る。
3. 混ぜたBを加え、ふたをして弱めの中火で汁けがほとんどなくなるまで15分煮、絹さやを加えてさっと煮る。

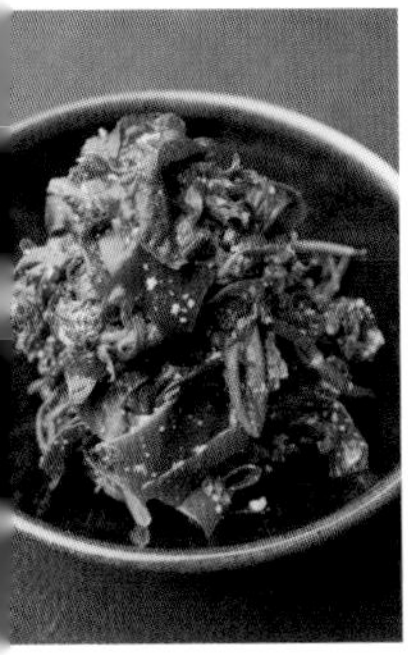

春菊とわかめのくるみあえ

すったくるみの香ばしさと甘みで、ぐっとコク深い味に。
春菊とわかめは、しょうゆをまぶしてからあえるのがコツです。

●材料（2人分）

春菊（4cm長さに切る）… 1束
塩蔵わかめ（水で戻したもの・ひと口大に切る）… 50g
くるみ（熱湯で1分ゆでる）… 10粒（30g）
A | しょうゆ、砂糖 … 各小さじ1
しょうゆ … 小さじ1

●作り方

1. フライパンに春菊、水$\frac{1}{4}$カップ、塩少々（分量外）を入れ、ふたをして火にかけ、煮立ったら中火で1～2分蒸しゆでにし、粗熱がとれたら水けを絞る。わかめとともにしょうゆをからめ、汁けを絞る。
2. すり鉢にくるみを入れてすり、Aを加えてすり混ぜ、❶を加えてあえる。

＊発芽玄米を添える

19 牛肉のエスニックサラダ献立

トマトのA、レタスのC、ピーナッツのEと、ビタミンACE《エース》がすべてそろった、大人世代向き理想のアンチエイジングサラダ。ドレッシングには、体を温めるしょうがを加えて。ゴーヤは加熱してもビタミンCが壊れにくく、苦み成分が胃腸を整える効果もあります。

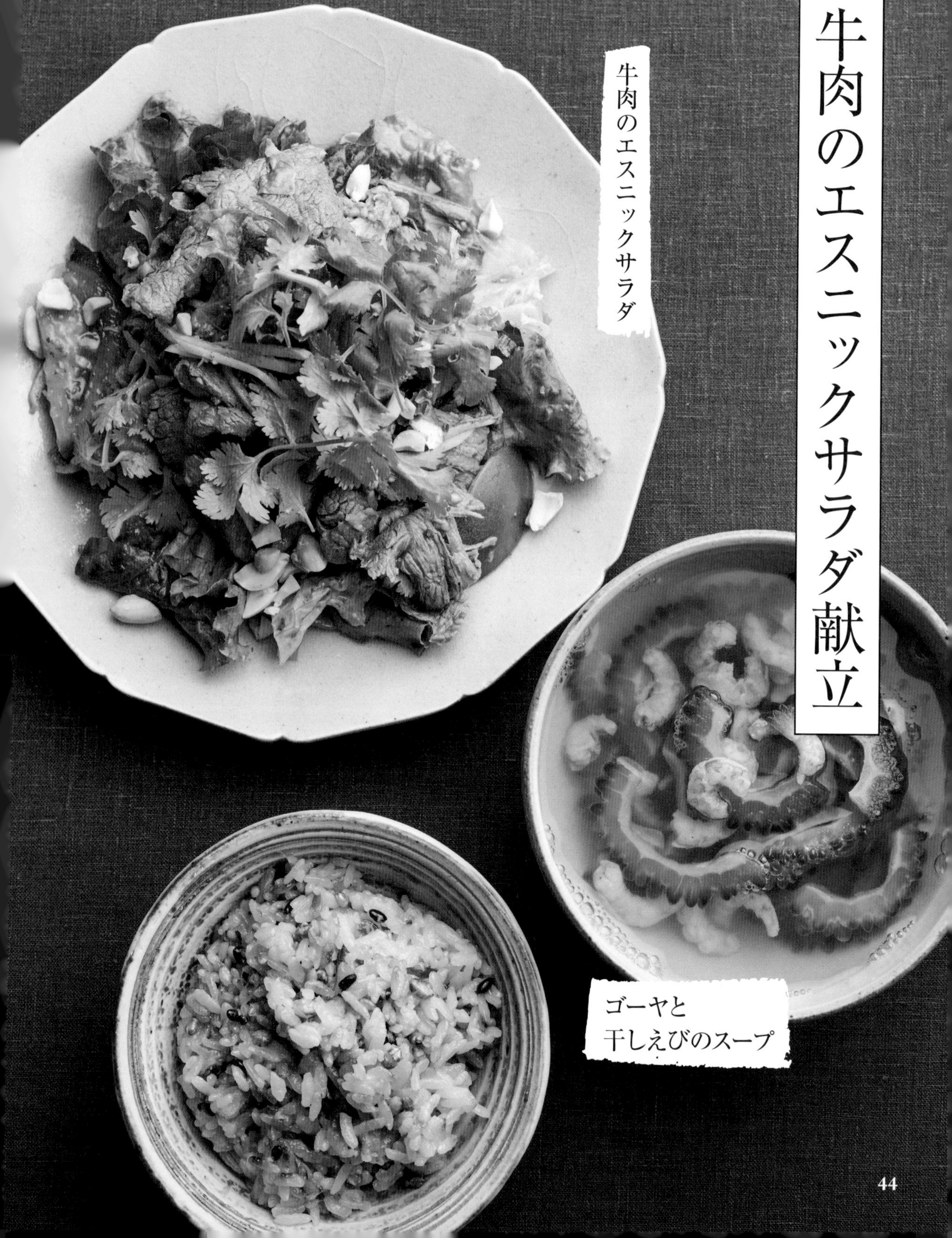

牛肉のエスニックサラダ

ゴーヤと干しえびのスープ

19

牛肉のエスニックサラダ

ナンプラーのうまみ、レモンの酸味が食欲をそそります。
ドレッシングにまず肉を加えると、コクのある味わいに。

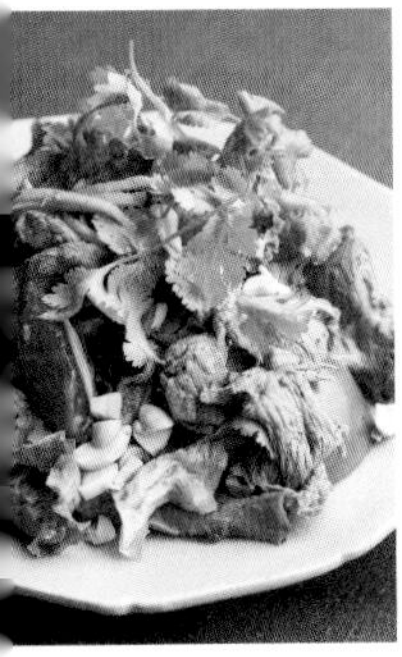

●材料（2人分）

牛もも切り落とし肉…200g
サニーレタス（ちぎる）…4枚
トマト（8等分のくし形切り）…2個
香菜《シャンツァイ》（葉は摘み、茎は小口切り）…3株

A
- ナンプラー、レモン汁 …各大さじ1
- 砂糖…大さじ½
- 粗びき粉唐辛子…小さじ1＊
- にんにく（みじん切り）…1かけ
- しょうが（細切り）…1かけ
- 香菜《シャンツァイ》の根（みじん切り）…3株分

ピーナッツ（粗く刻む）…大さじ2
＊または赤唐辛子のみじん切り少々

●作り方

① 牛肉は塩少々（分量外）を加えた熱湯で弱火でゆで、色が変わったらざるに上げ、水けをふく。

② ボウルにA、香菜の茎を入れて混ぜ、❶、サニーレタスとトマトの順に加えてあえる。器に盛り、香菜の葉、ピーナッツを散らす。

ゴーヤと干しえびのスープ

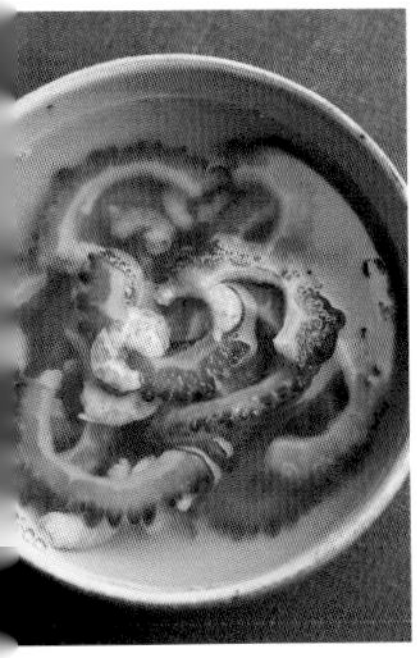

ゴーヤの苦みは、ナンプラーの風味と少しの砂糖で食べやすく。
濃厚な味わいの干しえびのだしが最高です。

●材料（2人分）

ゴーヤ（縦半分に切って種とワタを除き、薄切り）…½本

A
- 干しえび…大さじ2
- 酒…大さじ1
- 水…2カップ

B
- ナンプラー…小さじ1
- 砂糖…小さじ½
- 黒こしょう…少々

●作り方

① 鍋にAを入れて10分おく。火にかけ、煮立ったらアクをとり、ゴーヤを加えて中火で1～2分煮、Bを加える。

＊黒米、もち麦入りごはんを添える

豆腐のからだ整え献立

1 豆腐の照り焼きステーキ献立

こんがり焼いた豆腐には、良質なたんぱく質と大豆イソフラボンがたっぷり。つけ合わせの野菜は油を加えて蒸しゆでにし、ビタミンAの吸収を高めます。食物繊維豊富なきのこのサラダには、じゃこを加えてカルシウムをプラス。

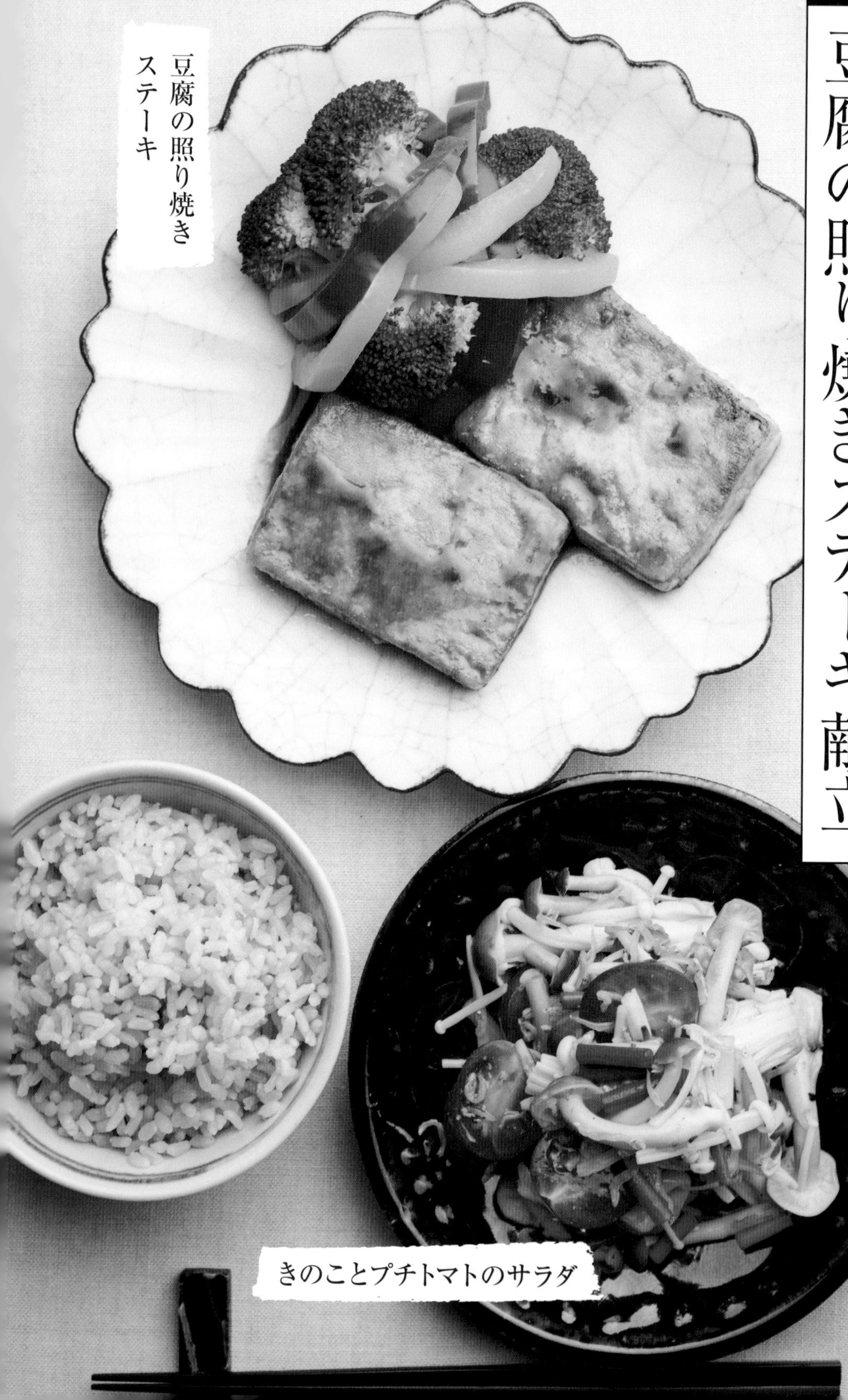

豆腐の照り焼きステーキ

きのことプチトマトのサラダ

豆腐の照り焼きステーキ

豆腐は小麦粉をまぶし、甘辛だれをからみやすくして。
野菜は少量の水で蒸しゆでにし、素材のうまみも引き出します。

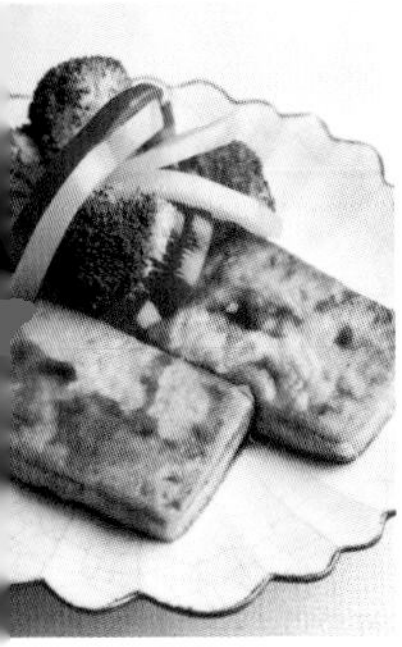

●材料（2人分）

木綿豆腐（キッチンペーパーで包み、
重しをのせて10分水きりし、
厚み半分、横半分に切る）
…1丁（300g）

A｜塩、黒こしょう … 各少々
　｜小麦粉 … 適量

B｜しょうゆ、酒 … 各大さじ1
　｜砂糖、みりん … 各大さじ½

オリーブ油 … 大さじ1
ブロッコリー（小房に分ける）… ½株
パプリカ（赤、黄・横5mm幅に切る）
… 各½個

●作り方

① フライパンにブロッコリー、パプリカ、
水¼カップ、塩、オリーブ油各少々
（ともに分量外）を入れ、ふたをして火にかけ、
煮立ったら中火で2～3分蒸しゆでにし、
湯をきる。

② 続けてフライパンにオリーブ油を熱し、
豆腐にAをまぶして入れ、
中火で両面をこんがり2分ずつ焼く。
油をペーパーでふき、Bを加えて
照りよくからめ、❶とともに器に盛る。

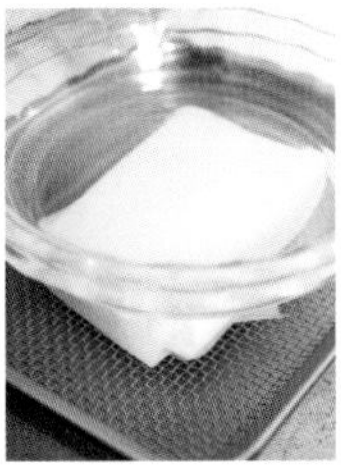

豆腐はキッチンペーパーで包み、皿2枚などの重しをのせて10分水きりする。厚みを半分に切り、5分水きりしてもいい。

きのことプチトマトのサラダ

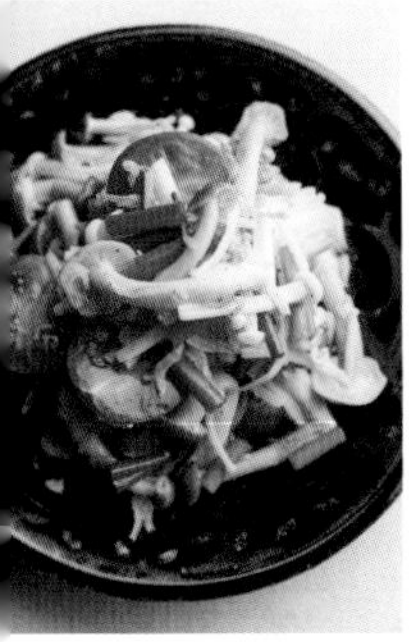

じゃこは、ごま油でカリカリにしてアクセントに。
きのこは炒めてコクを出し、酢でさっぱりとあえます。

●材料（2人分）

しめじ（ほぐす）… 1パック（100g）
えのきだけ（長さを半分に切り、
ほぐす）… 1袋（100g）
プチトマト（縦半分に切る）… 10個
万能ねぎ（1cm幅に切る）… 2本
ちりめんじゃこ … 大さじ3

A｜酢 … 大さじ1
　｜塩 … 小さじ¼
　｜黒こしょう … 少々

ごま油 … 大さじ1

●作り方

① フライパンにごま油を熱し、
じゃこを中火でカリッと炒め、
きのこを加えてしんなり炒め、火を止める。
A、プチトマト、万能ねぎを加えてあえる。

＊発芽玄米を添える

2 豆腐とにらの卵とじあんかけ献立

豆腐で大豆イソフラボンを十分にとり、にらのβ-カロテン、アリシンでスタミナ強化を。干ししいたけは天日に1～2時間干すと、ビタミンDが増えて骨粗しょう症予防に効果的。キャベツのビタミンUは胃腸の粘膜を守り、きくらげのビタミンDで骨を丈夫にします。

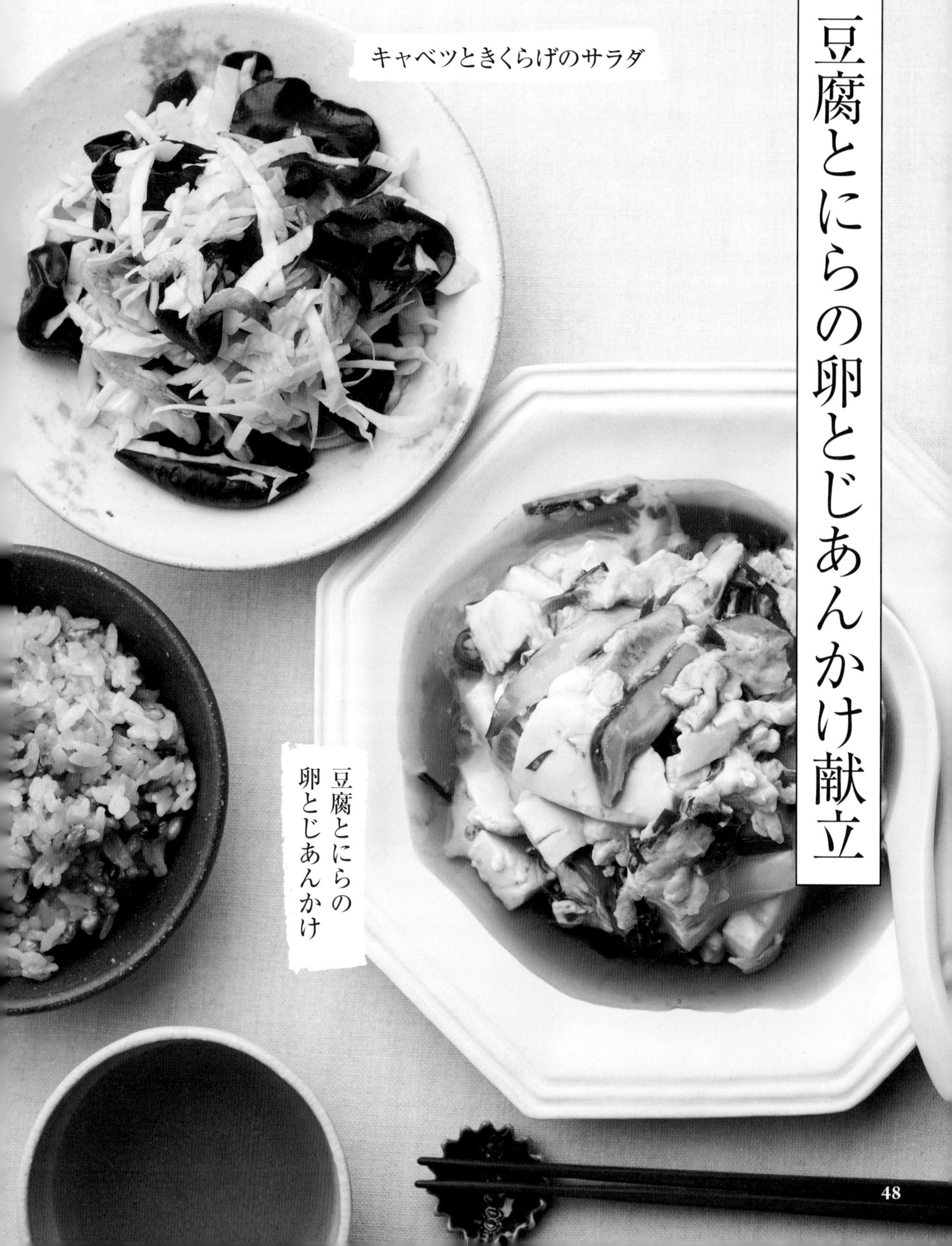

キャベツときくらげのサラダ

豆腐とにらの卵とじあんかけ

2

豆腐とにらの卵とじあんかけ

うまみたっぷりの干ししいたけの戻し汁を、あんに使って。
にらの香りとふんわり卵で、ごはんがすすむ味わい。

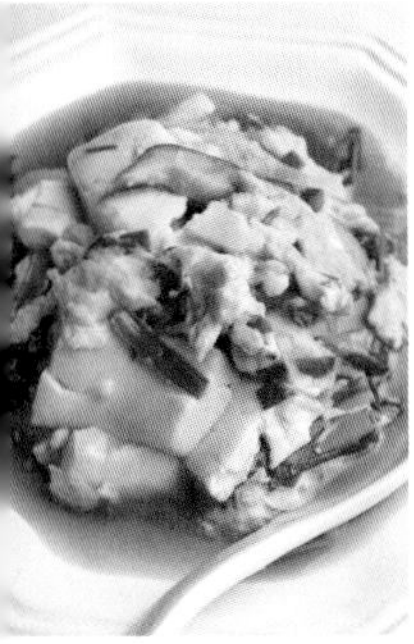

●材料（2人分）

絹ごし豆腐（ひと口大に切る）
　…1丁（300g）
にら（4cm長さに切る）…1束
干ししいたけ（水で戻し、
　軸を除いて薄切り）…2枚
卵…3個
A｜干ししいたけの戻し汁
　　大さじ2＋水…¼カップ
　｜塩…小さじ⅓
B｜しょうゆ、砂糖、酢
　　…各大さじ1½
　｜水…¾カップ
　｜片栗粉…大さじ½
ごま油…大さじ½

●作り方

① フライパンにごま油を熱し、にら、しいたけを強火で炒め、香りが出たら豆腐、Aを加え、ふたをして中火で2～3分煮る。

② 溶いた卵を回し入れ、ふたをして少し固まったら、ざっくり返して火を通し、器に盛る。

③ 続けてBを入れ、中火で混ぜながら煮立たせ、とろみがついたら❷にかける。

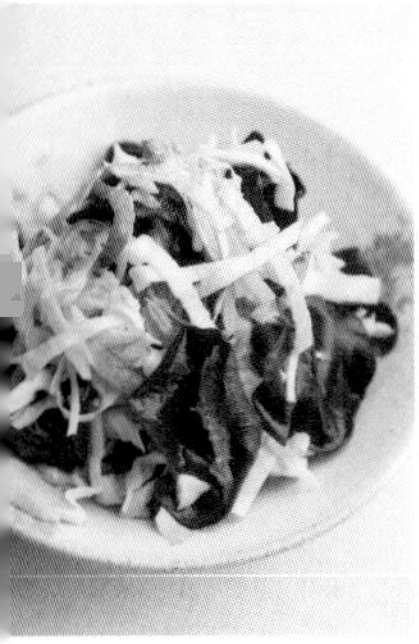

キャベツときくらげのサラダ

生キャベツときくらげの食感を、同時に楽しめるサラダ。
桜えびの香ばしさに、からしじょうゆの風味が格別です。

●材料（2人分）

キャベツ（細切り）…大4枚
きくらげ（乾燥・水で戻し、
　熱湯でさっとゆでる）…10g
桜えび…大さじ4
A｜酢…大さじ1
　｜しょうゆ…小さじ2
　｜ごま油、練りがらし
　　…各小さじ1

●作り方

① ボウルにAを入れて混ぜ、桜えび、キャベツときくらげの順に加えてあえる。

＊黒米、もち麦入りごはんを添える

揚げ玉おかか豆腐

大豆イソフラボンの力で若々しく。コクたっぷりのひと皿。

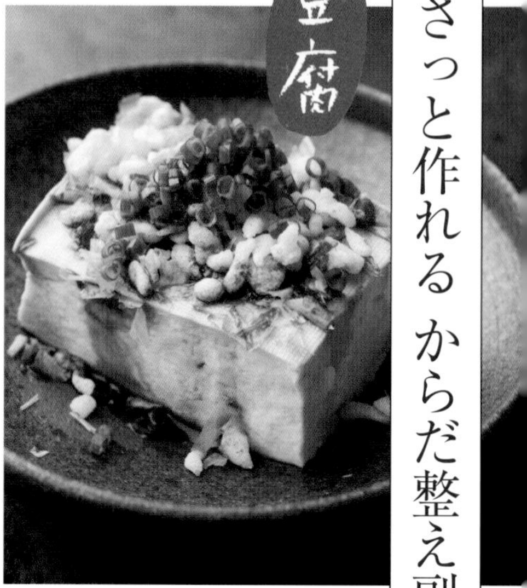

●材料（2人分）

木綿豆腐（半分に切る）…1丁（300g）
A｜削り節、揚げ玉…各大さじ2
　｜万能ねぎ（小口切り）…1本
しょうゆ…小さじ2

●作り方

① 器に豆腐を盛り、Aを順にのせ、しょうゆをかける。

薬味納豆豆腐

美容と健康にいい納豆をたれにし、青じそでさわやかに。

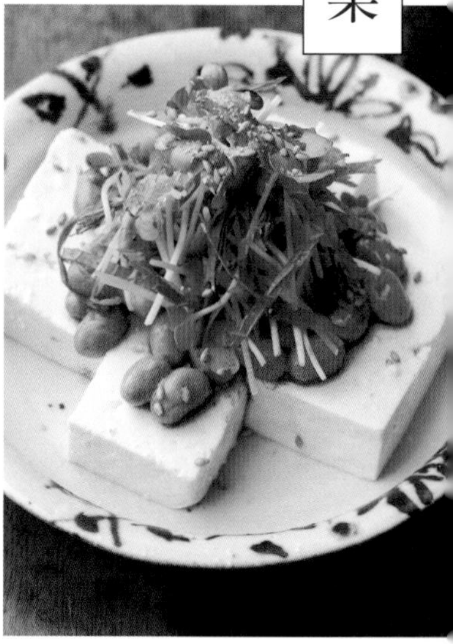

●材料（2人分）

木綿豆腐（厚みを半分に切り、
　縦横半分に切る）…1丁（300g）
A｜納豆…1パック（40g）
　｜しょうゆ…大さじ½
B｜かいわれ（長さを3等分に
　｜　切る）…¼パック
　｜青じそ（細切り）…5枚
金いりごま…少々

●作り方

① 器に豆腐を盛り、混ぜたA、合わせたBの順にのせ、いりごまをふる。

じゃこねぎ豆腐

じゃこは炒めて熱々を油ごとのせ、長ねぎの香りを立たせます。

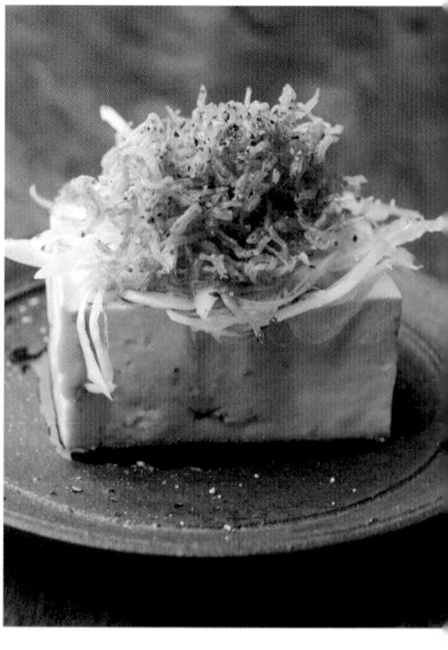

●材料（2人分）

絹ごし豆腐（半分に切る）…1丁（300g）
ちりめんじゃこ…大さじ3
長ねぎ（縦半分に切って
　斜め薄切りにし、水にさらす）…⅓本
ごま油…小さじ2
A｜しょうゆ…小さじ1
　｜黒こしょう…少々

●作り方

① フライパンにごま油を熱し、じゃこを中火でカリッと炒める。器に豆腐を盛って長ねぎをのせ、じゃこ、Aの順にかける。

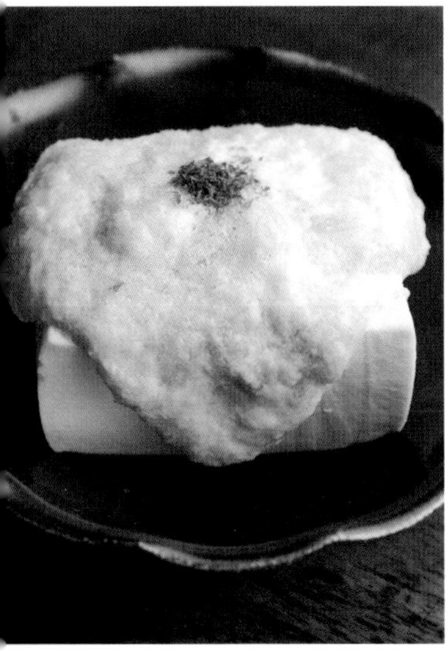

明太とろろ豆腐

明太子のうまみに、とろろのねばねばには便秘解消&美肌効果も。

●材料（2人分）

絹ごし豆腐（半分に切る）… 1丁（300g）

A ｜ 明太子（薄皮を除く）… ½腹（1本・40g）

A ｜ 大和いも（皮をむいてすりおろす）… 100g

塩、青のり … 各少々

●作り方

① 器に豆腐を盛って塩をふり、混ぜたAをかけ、青のりをふる。

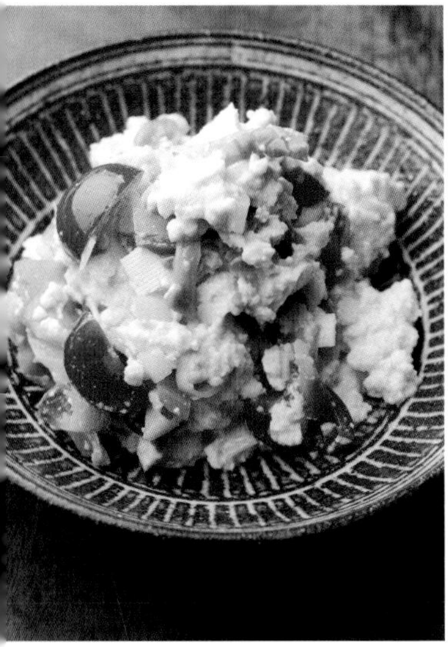

豆腐のザーサイ、プチトマトあえ

うまみたっぷりのザーサイと、トマトのリコピンで老化防止を。

●材料（2人分）

木綿豆腐（キッチンペーパーで包み、重しをのせて10分水きりする）… 1丁（300g）

味つきザーサイ（びん詰・細切り）… ½びん（50g）

プチトマト（縦4等分に切る）… 4個

長ねぎ（みじん切り）… 3cm

ごま油 … 小さじ1

塩 … 少々

●作り方

① ボウルに豆腐を入れてざっくりくずし、残りの材料を加えてあえる。

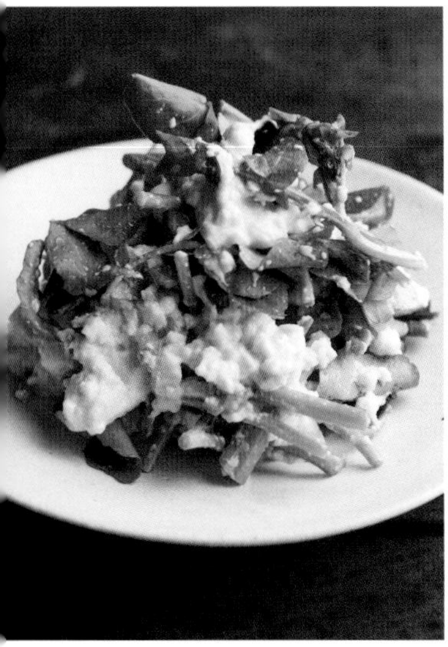

豆腐とクレソンのサラダ

クレソンのビタミンAとCで、美肌効果も期待できます。

●材料（2人分）

絹ごし豆腐（キッチンペーパーで包み、重しをのせて10分水きりする）… 1丁（300g）

クレソン（ざく切り）… 1束

A ｜ オリーブ油 … 小さじ2

A ｜ おろしわさび … 小さじ1

A ｜ 塩 … 小さじ⅓

●作り方

① ボウルにAを入れて混ぜ、豆腐、クレソンを加えてあえる。

きのこのごまきんぴら

豊富な食物繊維で、お腹すっきり。ごまが香ばしいひと皿。

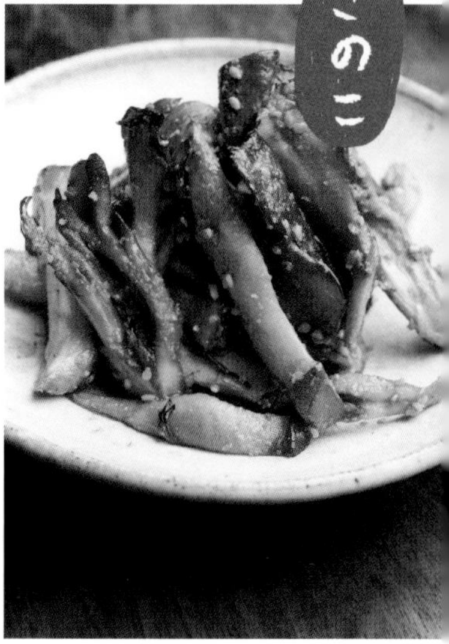

●材料（2人分）

エリンギ（長さを半分に切り、
　棒状に切る）… 1パック（100g）
まいたけ（ほぐす）… 1パック（100g）
A ｜しょうゆ、みりん … 各大さじ1
白すりごま … 大さじ2
ごま油 … 大さじ½

●作り方

1. フライパンにごま油を熱し、きのこを強火でこんがり炒め、Aをからめてすりごまをふる。

エリンギとしらすの酒蒸し

たっぷりのしらすで、うまみとカルシウムもいただきます。

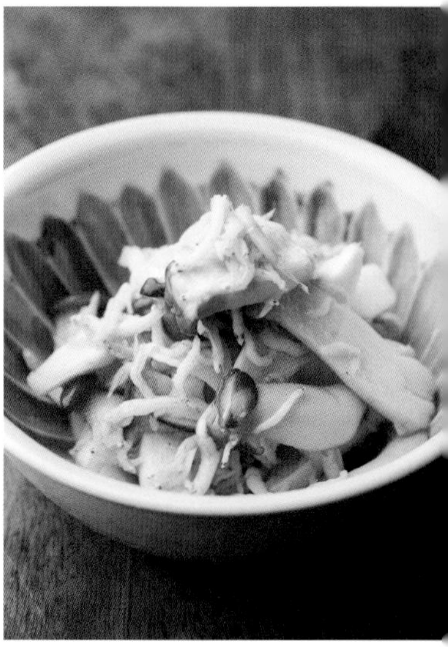

●材料（2人分）

エリンギ（薄切り）… 1パック（100g）
しらす … 大さじ4
酒 … 小さじ2
塩 … 少々

●作り方

1. 鍋に材料をすべて入れ、ふたをして中火にかけ、煮立ったら弱火で2～3分蒸し煮にする。

きのこの甘酢蒸し

甘酒の自然な甘みと酢を合わせた、腸活にもいい副菜。

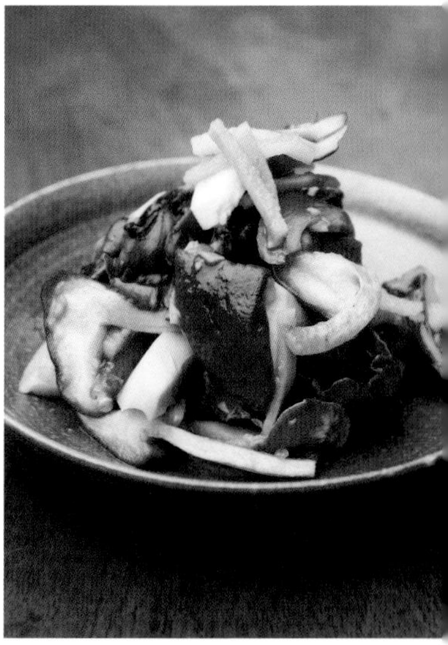

●材料（2人分）

生しいたけ（縦4等分に切る）… 4枚
まいたけ（ほぐす）… 1パック（100g）
しょうが（細切り）… 1かけ
酢 … 大さじ2
甘酒（米麹タイプ・またはみりん）
　… 大さじ1
塩麹 … 小さじ1＊
＊または塩ひとつまみ

●作り方

1. 鍋に材料をすべて入れ、ふたをして中火にかけ、煮立ったら弱火で2～3分蒸し煮にする。

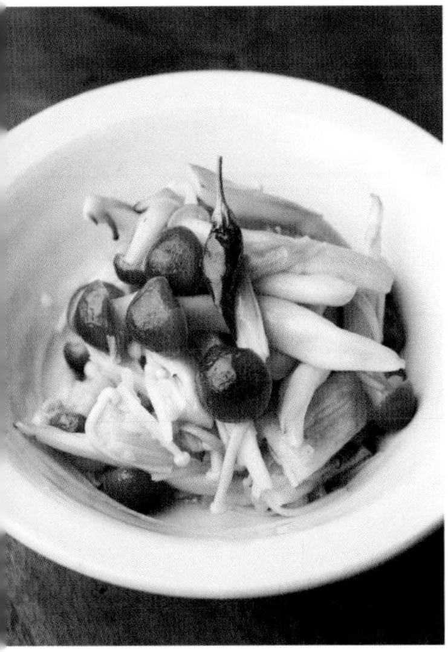

きのこの塩麹きんぴら

塩麹のうまみと唐辛子がピリッときいた、塩味のきんぴら。

●材料（2人分）

しめじ（ほぐす）…1パック（100g）
えのきだけ（長さを半分に切り、
　ほぐす）…1袋（100g）
赤唐辛子（斜め半分に切り、
　種を除く）…1本
塩麹…小さじ2
オリーブ油…小さじ1

●作り方

① フライパンにオリーブ油、赤唐辛子を入れて中火にかけ、香りが出たらきのこを加えて強火でしんなり炒め、塩麹をからめる。

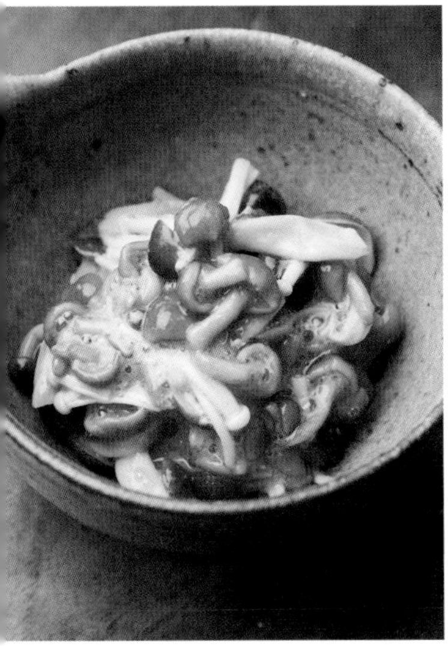

ミックスきのこのなめたけ

レンチンで作れる、手軽ななめたけ。みそ味がポイントです。

●材料（2人分）

なめこ…1袋（100g）
しめじ（ほぐす）…1パック（100g）
えのきだけ（長さを3等分に切り、
　ほぐす）…1袋（100g）
A｜みそ…大さじ1
　｜酒…小さじ2
　｜みりん…小さじ1

●作り方

① 耐熱ボウルにAを混ぜてきのこを加え、ラップをかけて電子レンジで3分加熱し、取り出して混ぜ、再びラップをかけて3分加熱する。

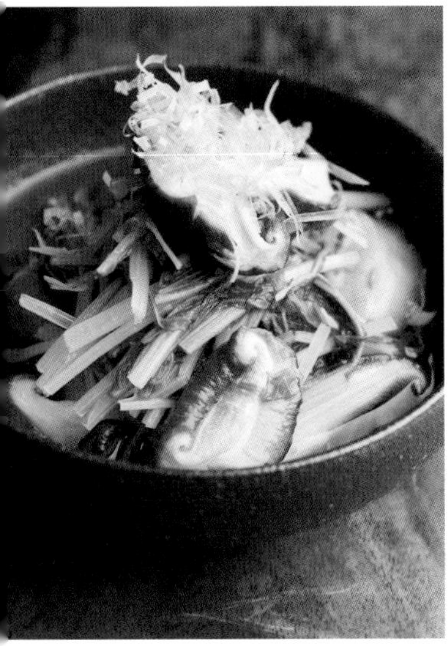

しいたけと水菜の煮びたし

しいたけのだしで、水菜をおいしく。しめじやえのきでも。

●材料（2人分）

生しいたけ（縦5mm幅に切る）
　…4枚
水菜（5～6cm長さに切る）…½束
A｜だし汁…1カップ
　｜しょうゆ…小さじ½
　｜塩…小さじ⅓
削り節（あれば糸削り）…適量

●作り方

① 鍋にA、しいたけを入れて火にかけ、煮立ったら中火で2～3分煮、水菜を加えて1分煮る。器に盛り、削り節をのせる。

わかめのナムル

わかめは、このひと皿で1日の必要量40～50gがまかなえます。

●材料（2人分）

塩蔵わかめ（水で戻したもの・ひと口大に切る）…100g

A | ごま油…大さじ$\frac{1}{2}$
塩、にんにく（すりおろす）…各少々

金いりごま…大さじ1

●作り方

① 鍋にわかめ、Aを入れて火にかけ、ピチピチ音がしたら水大さじ2を加えてひと混ぜし、ふたをして弱火で2～3分炒め煮にし、いりごまをふる。

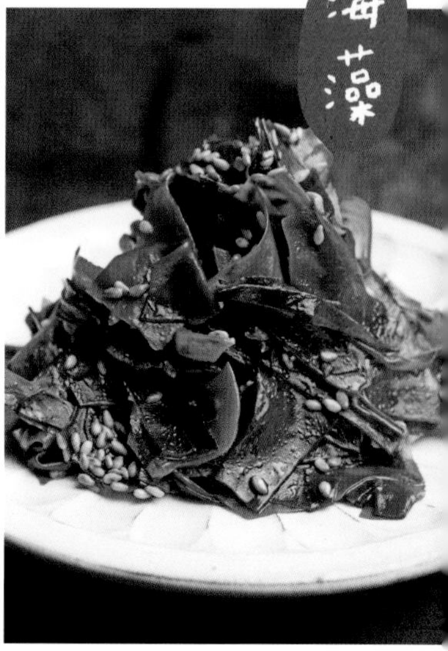

わかめときゅうりの塩麹あえ

ぬめりのある食物繊維でコレステロールを抑制、カルシウムも補給。

●材料（2人分）

塩蔵わかめ（水で戻したもの・ひと口大に切る）…100g

きゅうり（すりこ木でひと口大に割る）…1本

A | 塩麹、甘酒（米麹タイプ・またはみりん）、酢…各大さじ1
しょうが（すりおろす）…$\frac{1}{2}$かけ

●作り方

① ボウルにAを入れて混ぜ、わかめ、きゅうりを加えてあえる。

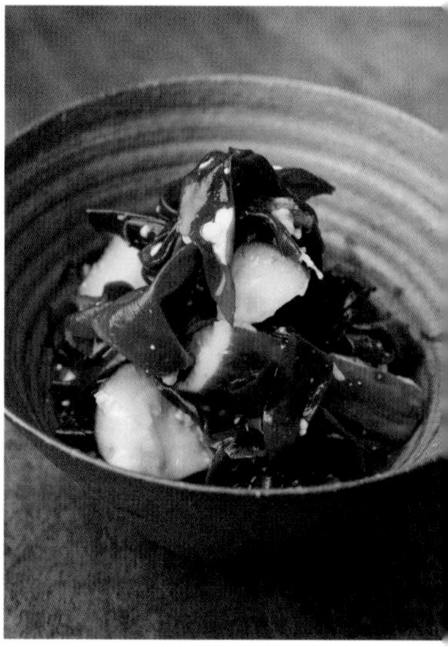

めかぶと長いものゆかりあえ

ぬるぬる成分フコイダンとアルギン酸で、免疫力アップとデトックス。

●材料（2人分）

めかぶ（味つけしていないもの）…2パック（80g）

長いも（1cm幅のいちょう切り）…5cm（100g）

A | 酢…大さじ1
ゆかり…小さじ1
塩…少々

●作り方

① ボウルにAを入れて混ぜ、長いもを加えてあえ、器に盛ってめかぶをのせる。

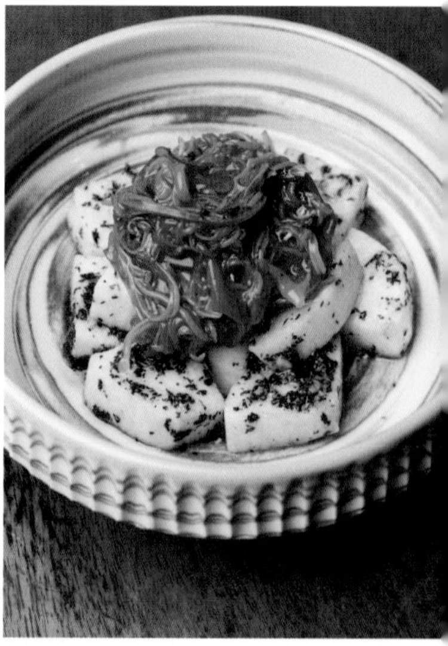

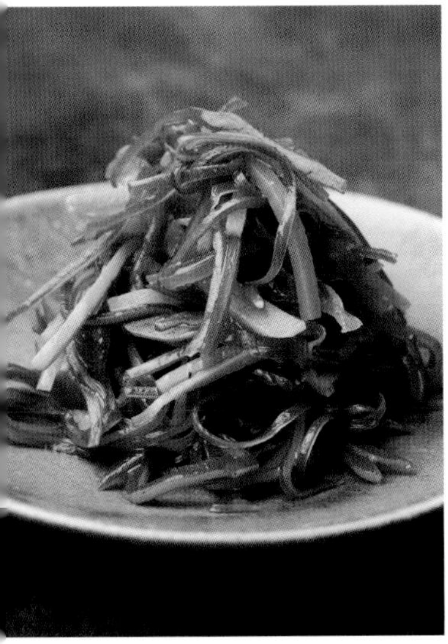

刻み昆布のごま油炒め

昆布の食物繊維とミネラルで、コレステロールダウン&骨を丈夫に。

●材料（2人分）

刻み昆布（乾燥・さっと洗って
　水2カップに15分つけて戻し、
　水けをきる）… 15g＊
にんじん（細切り）… ⅓本
A｜塩 … 小さじ⅓
　｜黒こしょう … 少々
ごま油 … 大さじ½
＊戻し汁大さじ2を残す

●作り方

① フライパンにごま油を熱し、にんじんを中火でしんなり炒め、昆布、戻し汁大さじ2を加えて汁けがなくなるまで炒め、Aをふる。

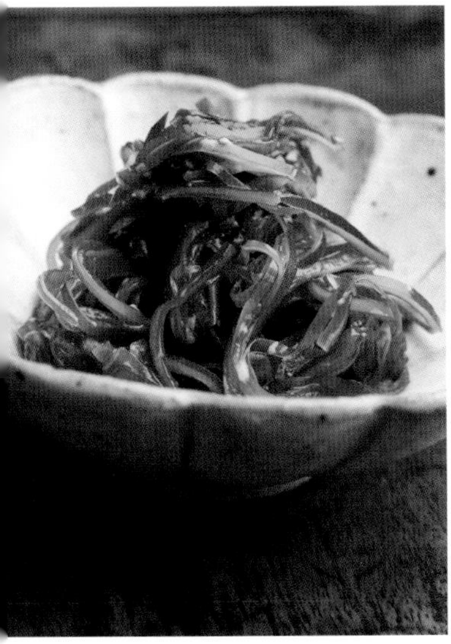

刻み昆布の酢煮

酢の力で、昆布がぐっとやわらかく。さっぱりとした箸休め。

●材料（2人分）

刻み昆布（乾燥・さっと洗って
　水2カップに15分つけて戻し、
　水けをきる）… 15g＊
酢 … 大さじ4
A｜甘酒（米麹タイプ・またはみりん）
　｜　… 大さじ1
　｜しょうゆ … 小さじ1
＊戻し汁大さじ2を残す

●作り方

① 鍋に昆布、戻し汁大さじ2、酢を入れて火にかけ、煮立ったらふたをして弱めの中火で6〜7分煮、Aを加えて汁けがなくなるまで煮る。

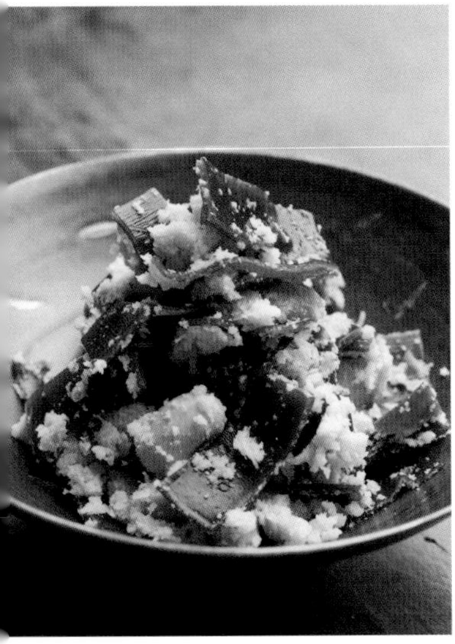

早煮昆布のおからあえ

やわらかく煮た昆布を、食物繊維たっぷりのおからであえます。

●材料（2人分）

早煮昆布（乾燥・ひたひたの水に
　15分つけて戻し、短冊切り）… 15g
ゆで大豆 … ⅓カップ（50g）
生おから（ラップをかけずに
　電子レンジで2分加熱する）… 50g
A｜だし汁 … ½カップ
　｜しょうゆ、みりん … 各小さじ2

●作り方

① 鍋にA、昆布、大豆を入れて火にかけ、煮立ったらふたをして中火で10分煮、火を止めておからを混ぜる。

小松菜ののりあえ

少量の水で蒸しゆでにし、β-カロテンとカルシウムをムダなく吸収。

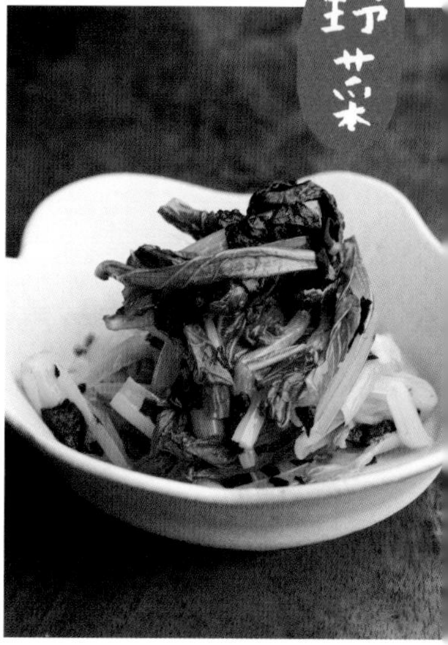

●材料（2人分）

小松菜（4cm長さに切る）
…小1束

焼きのり（ちぎる）…全形1枚

A｜だし汁…大さじ3
｜しょうゆ…小さじ1

●作り方

① フライパンに小松菜、水¼カップ、塩少々（分量外）を入れ、ふたをして火にかけ、煮立ったら中火で2～3分蒸しゆでにする。粗熱がとれたら水けを絞り、A、のりを加えてあえる。

ほうれんそうとわかめのおひたし

ほうれんそうのβ-カロテンと鉄分、わかめで食物繊維を補給します。

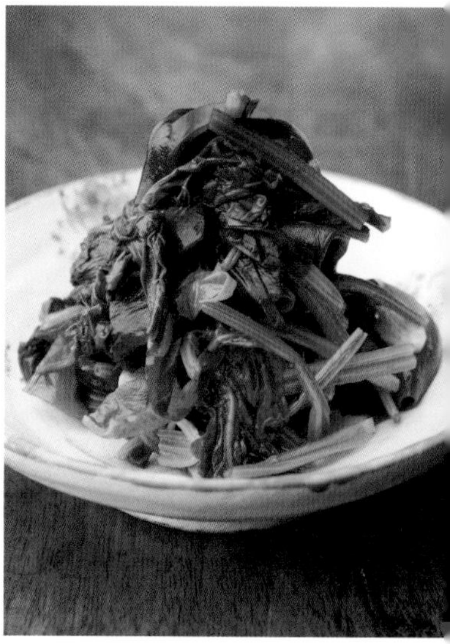

●材料（2人分）

ほうれんそう（4～5cm長さに切る）…小1束

塩蔵わかめ（水で戻したもの・ひと口大に切る）…30g

A｜だし汁…大さじ4
｜しょうゆ…小さじ2

●作り方

① ほうれんそうは上の小松菜と同様に1～2分蒸しゆでにする（塩はなし）。さっと水をかけて絞り、混ぜたA大さじ1をからめ、汁けを絞って残りのA、わかめを加えてあえる。

にんじんとパセリのサラダ

β-カロテンとビタミンCたっぷりコンビで、最強の抗酸化力を。

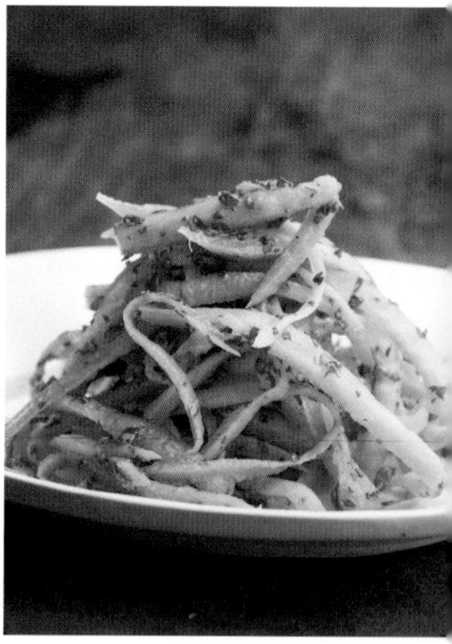

●材料（2人分）

にんじん（長いままスライサーで細切り）…1本

パセリ（みじん切り）…大さじ3

A｜白ワインビネガー…大さじ1
｜玉ねぎ（すりおろす）…小さじ1

B｜オリーブ油…小さじ2
｜はちみつ…小さじ1
｜塩…小さじ⅓

●作り方

① ボウルにAを入れて5分おき、Bを混ぜ、にんじん、パセリを加えてあえる。

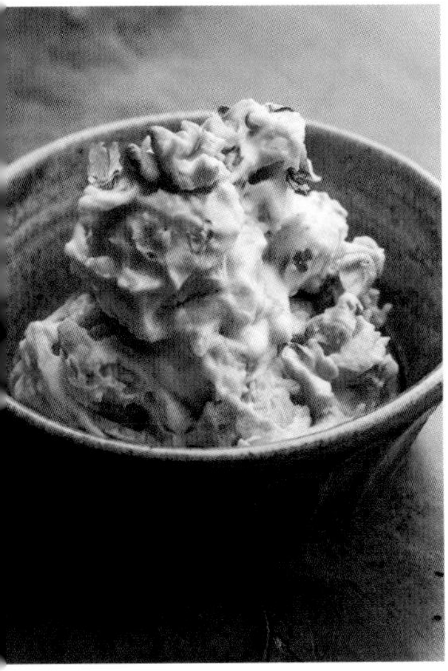

かぼちゃのヨーグルトサラダ

β-カロテンの多い皮ごとがコツ。免疫力がアップします。

●材料（2人分）

かぼちゃ（皮ごと2cm角に切る）
　… 1/8個（200g）
くるみ（からいりし、粗く刻む）… 10粒
A｜紫玉ねぎ（薄切り）… 1/4個
　｜白ワインビネガー … 小さじ2
B｜プレーンヨーグルト … 300g＊
　｜塩 … 小さじ1/3
　｜黒こしょう … 少々

＊キッチンペーパーで包んでざるにのせ、重しをのせて5分水きりする。
下に残ったホエーは栄養満点なので、そのまま飲んだり、スープに加えて

●作り方

① かぼちゃは耐熱皿にのせて
ラップをかけ、
電子レンジで4分加熱し、
2分蒸らして水けをふく。
ボウルにA、Bの順に
入れて混ぜ、かぼちゃ、
くるみを加えてあえる。

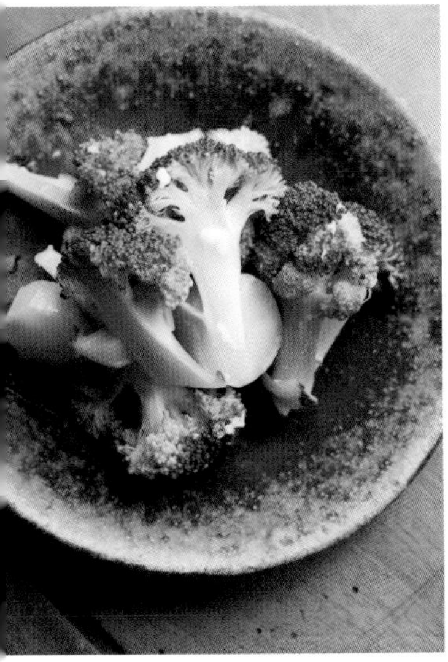

ブロッコリーの塩麹あえ

大好きなあえごろもです。きゅうり、キャベツ、にんじんでも。

●材料（2人分）

ブロッコリー（小房に分ける）
　… 1/2株
A｜塩麹 … 大さじ1/2
　｜ごま油 … 小さじ1/2

●作り方

① フライパンにブロッコリー、
水1/4カップ、塩少々（分量外）を入れ、
ふたをして火にかけ、煮立ったら
中火で2～3分蒸しゆでにし、
湯をきる。Aを加えてあえる。

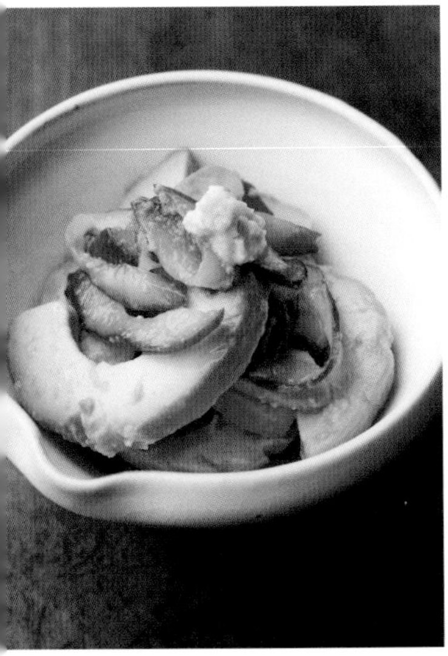

アボカドときゅうりのわさびあえ

アボカドのビタミンEでアンチエイジング。1日1/2個が目安です。

●材料（2人分）

アボカド（縦半分に切って
　種と皮を除き、
　5mm幅に切る）… 1個
きゅうり（縦半分に切り、
　斜め薄切り）… 1本
A｜レモン汁 … 大さじ1
　｜しょうゆ、おろしわさび
　｜　… 各小さじ1

●作り方

① きゅうりは塩ふたつまみ（分量外）を
ふり、しんなりしたら水けを絞る。
ボウルにAを入れて混ぜ、アボカド、
きゅうりを加えてあえ、器に盛って
わさび少々（分量外）をのせる。

水菜と油揚げの煮びたし

食物繊維、ビタミンC、カルシウム豊富な水菜をどっさりどうぞ。

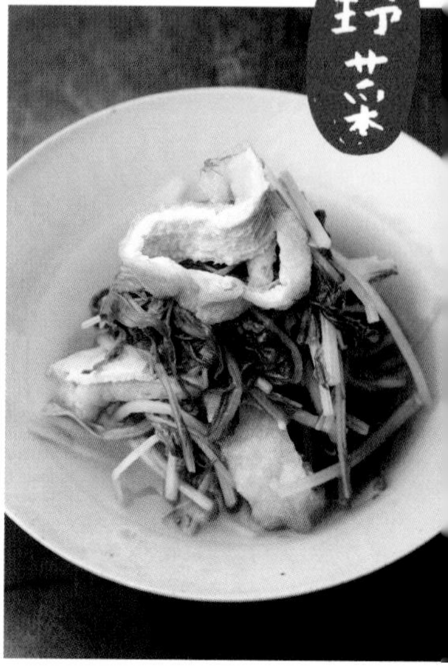

●材料（2人分）

水菜（5〜6cm長さに切る）…1束
油揚げ（熱湯でさっとゆで、
　1cm幅に切る）…1枚
だし汁…1カップ
A｜しょうゆ…小さじ1
　｜塩…小さじ½

●作り方

① 鍋にだし汁、油揚げを入れて
火にかけ、煮立ったら
中火で2〜3分煮、
水菜、Aを加えて
しんなりするまで2〜3分煮る。

レンチン里いものごまあえ

里いもには、コレステロールの上昇を抑える働きも。

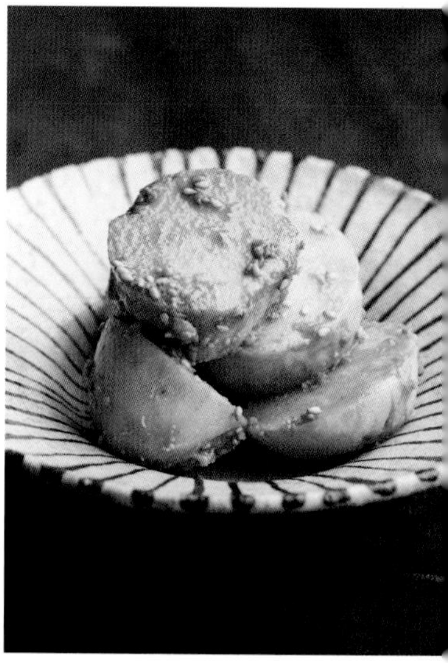

●材料（2人分）

里いも…4個（250g）
A｜しょうゆ、白すりごま
　｜　…各小さじ2

●作り方

① 里いもは耐熱皿にのせて
ラップをかけ、
電子レンジで5分加熱し、
3分蒸らして皮をむき、
1cm幅の輪切りにする。
Aを順に加えてあえる。

大根の炒めナムル

しんなり炒めた大根にごま油が香る、シンプルなナムルです。

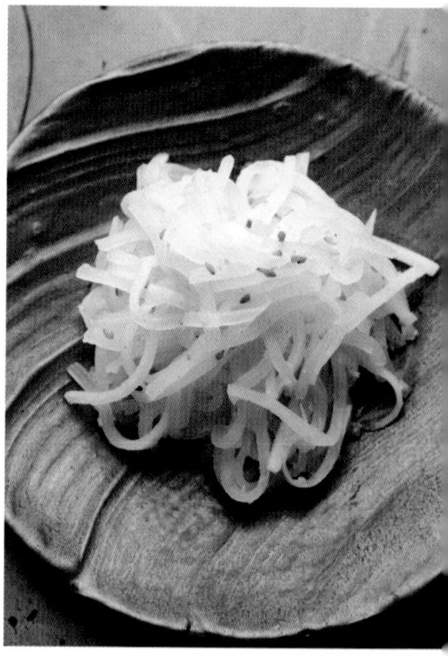

●材料（2人分）

大根（細切り）…7cm
A｜ごま油…小さじ1
　｜塩…小さじ⅓
　｜にんにく（すりおろす）
　｜　…1かけ
白すりごま…小さじ1

●作り方

① 鍋に大根、Aを入れて火にかけ、
ピチピチ音がしたら中火で
しんなりするまで2〜3分炒め、
すりごまをふる。

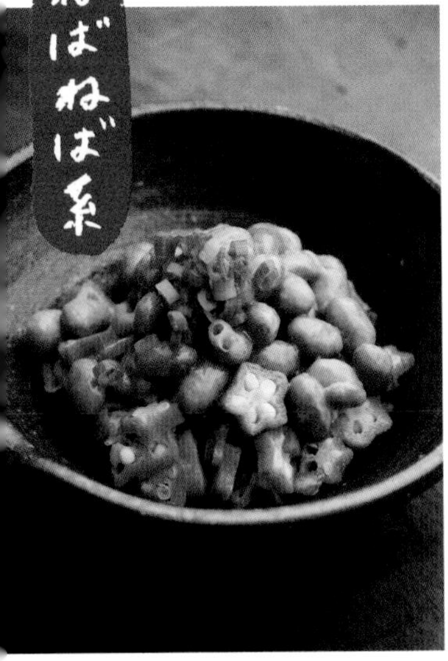

オクラ納豆

オクラと納豆の粘りコンビで、腸の調子を整えます。

●材料（2人分）

オクラ…8本
A｜納豆…2パック（80g）
　｜しょうゆ…大さじ½
　｜甘酒（米麹タイプ・
　｜　またはみりん）…小さじ1
万能ねぎ（小口切り）…適量

●作り方

① フライパンにオクラ、水¼カップを入れ、ふたをして火にかけ、煮立ったら中火で2分蒸しゆでにし、湯をきって小口切りにする。器に盛り、混ぜたA、万能ねぎをのせる。

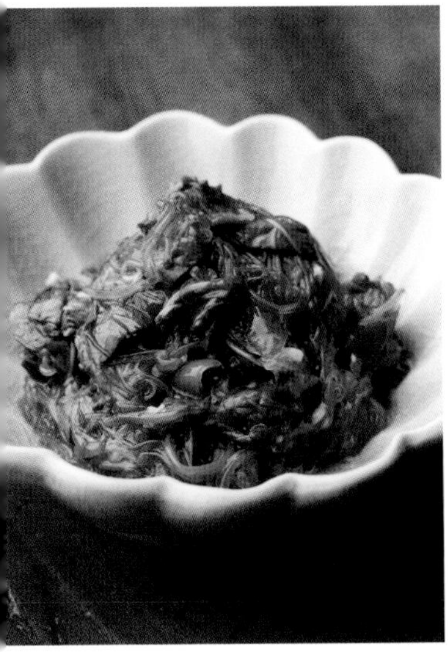

モロヘイヤとめかぶのおかかあえ

β-カロテン＆ダブルのねばねばで、免疫力を高めつつデトックス。

●材料（2人分）

モロヘイヤ（葉を摘む）…1袋
A｜めかぶ（味つけしていないもの）
　｜　…2パック（80g）
　｜塩麹…小さじ2＊
　｜水…大さじ1
削り節…大さじ2
＊または塩小さじ⅓

●作り方

① フライパンにモロヘイヤ、水¼カップを入れ、ふたをして火にかけ、煮立ったら中火で1分蒸しゆでにし、水けを絞ってざく切りにする。ボウルにAとともに入れて混ぜ、削り節を加えて混ぜる。

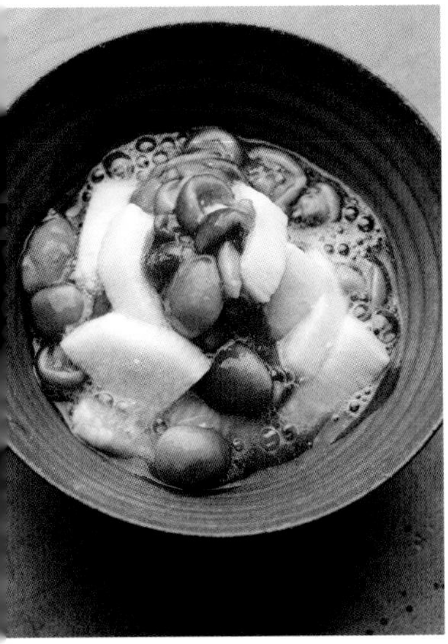

長いもとなめこの梅煮

女性ホルモンを活発にする長いもを、梅味でさっぱりと。

●材料（2人分）

長いも（5mm幅のいちょう切り）
　…8cm（160g）
なめこ…1袋（100g）
A｜梅干し（たたく）…1個
　｜しょうゆ…小さじ2
　｜水…大さじ3

●作り方

① 鍋にA、なめこを入れて火にかけ、煮立ったら中火で1分煮、長いもを加えてさっと煮る。

魚のからだ整え献立

1 鮭とキャベツのにんにくみそ炒め献立

不飽和脂肪酸のDHAとEPA、抗酸化成分のアスタキサンチンが豊富な鮭で、血管、脳、肌のサビつき（＝老化）を改善。ビタミンCが豊富なピーマンとキャベツで、美肌とさらなる抗酸化を。食物繊維入りのスープで便秘予防も。

★作り方は64ページ

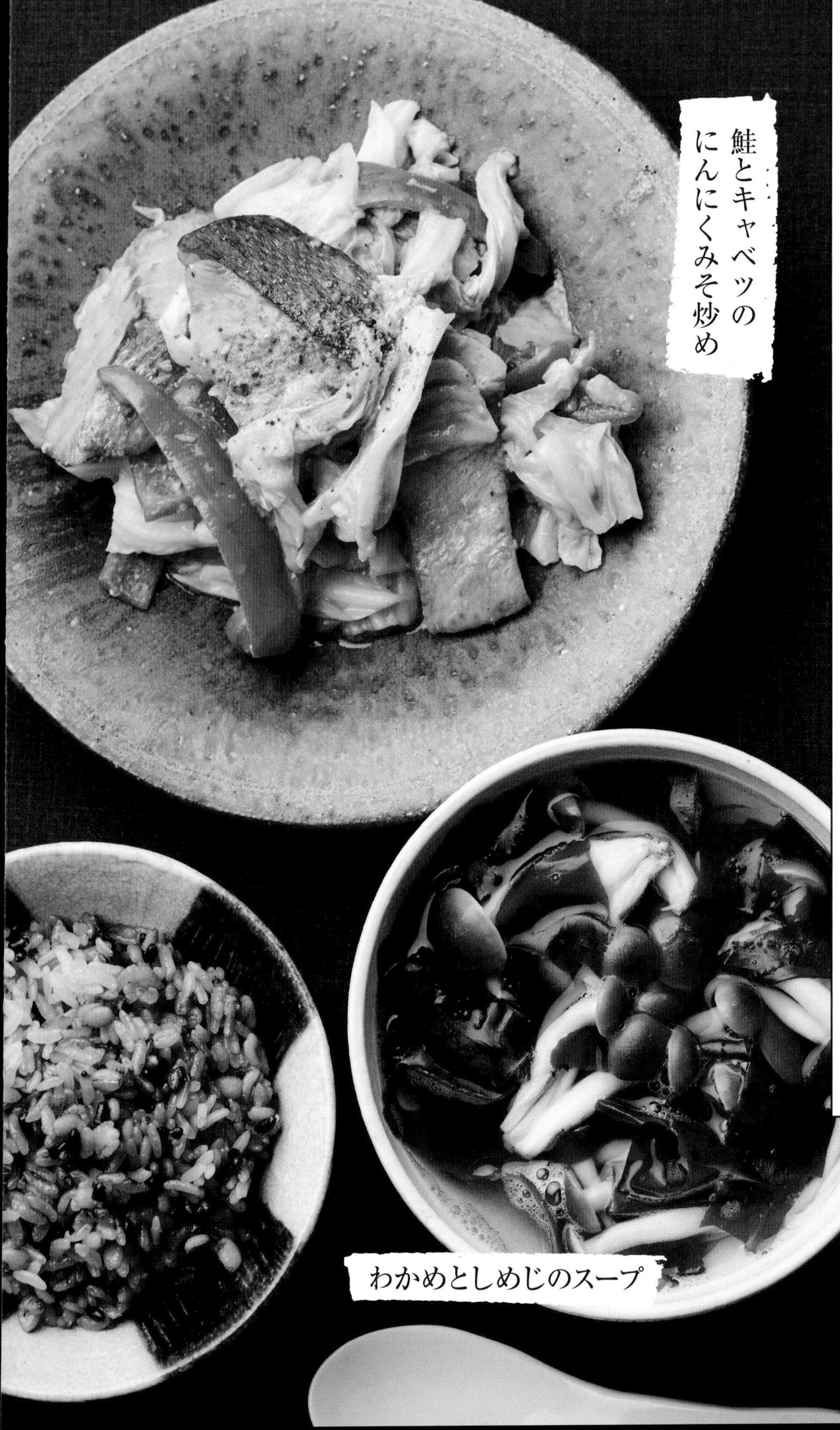

鮭とキャベツのにんにくみそ炒め

わかめとしめじのスープ

2 鮭と長いものキムチ蒸し献立

鮭のアスタキサンチンとDHAで、老化防止と脳を活性化。それに発酵食品のキムチ、長いものねばねばで滋養強壮＆胃腸を元気に。副菜のプチトマトのβ-カロテン、リコピンには、アンチエイジング作用が。香菜《シャンツァイ》のデトックス効果も見逃せません。

★作り方は65ページ

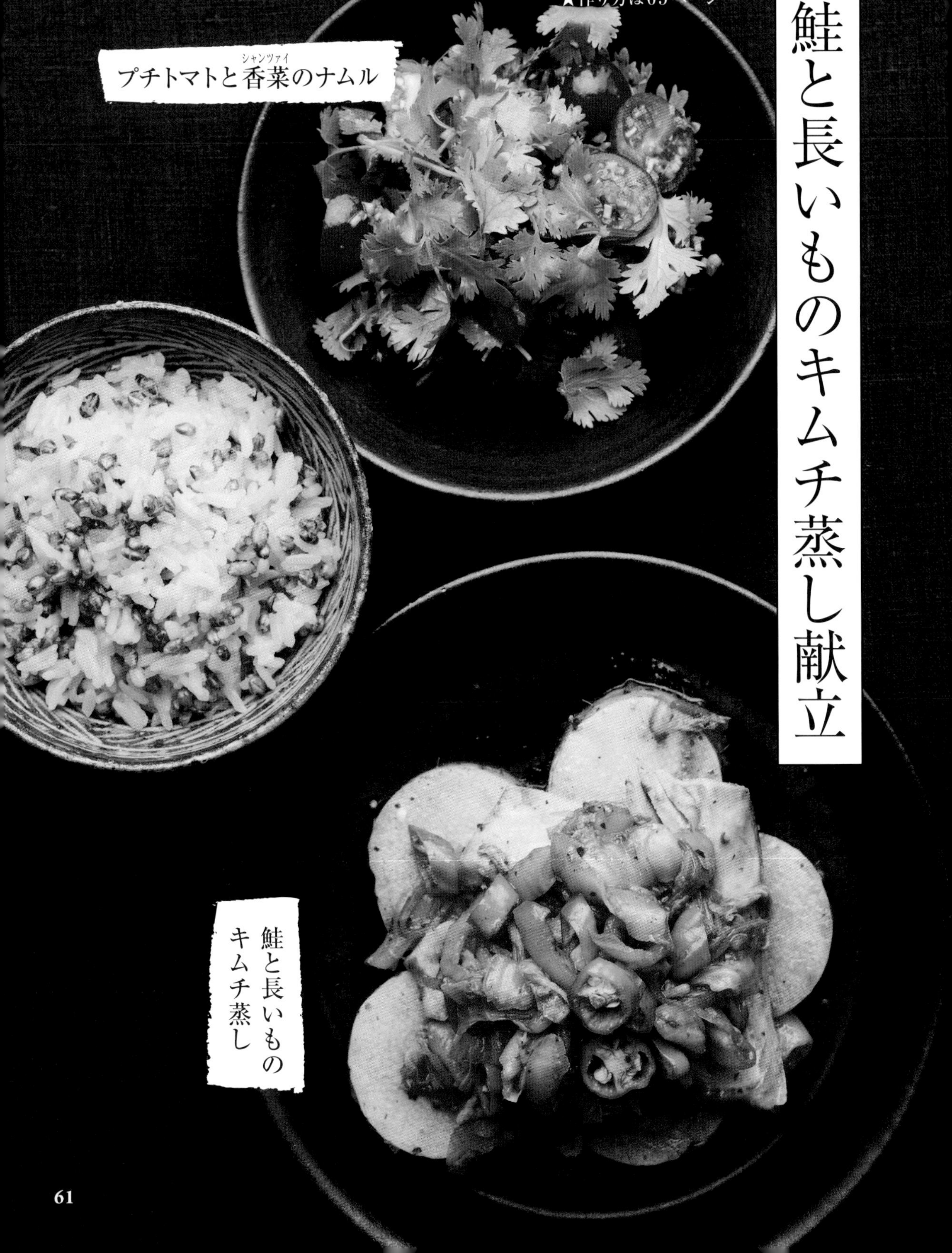

プチトマトと香菜《シャンツァイ》のナムル

鮭と長いものキムチ蒸し

3 あじのからしのりフライ献立

あじのDHA、EPAなどの不飽和脂肪酸には、脳を元気に＆血液サラサラ作用が。コラーゲンの生成を助ける酒粕は、みそ汁に加えて美肌効果を。具には根菜、小松菜、しいたけをどっさり使って、食物繊維、β-カロテン、カルシウムを補います。

★作り方は66ページ

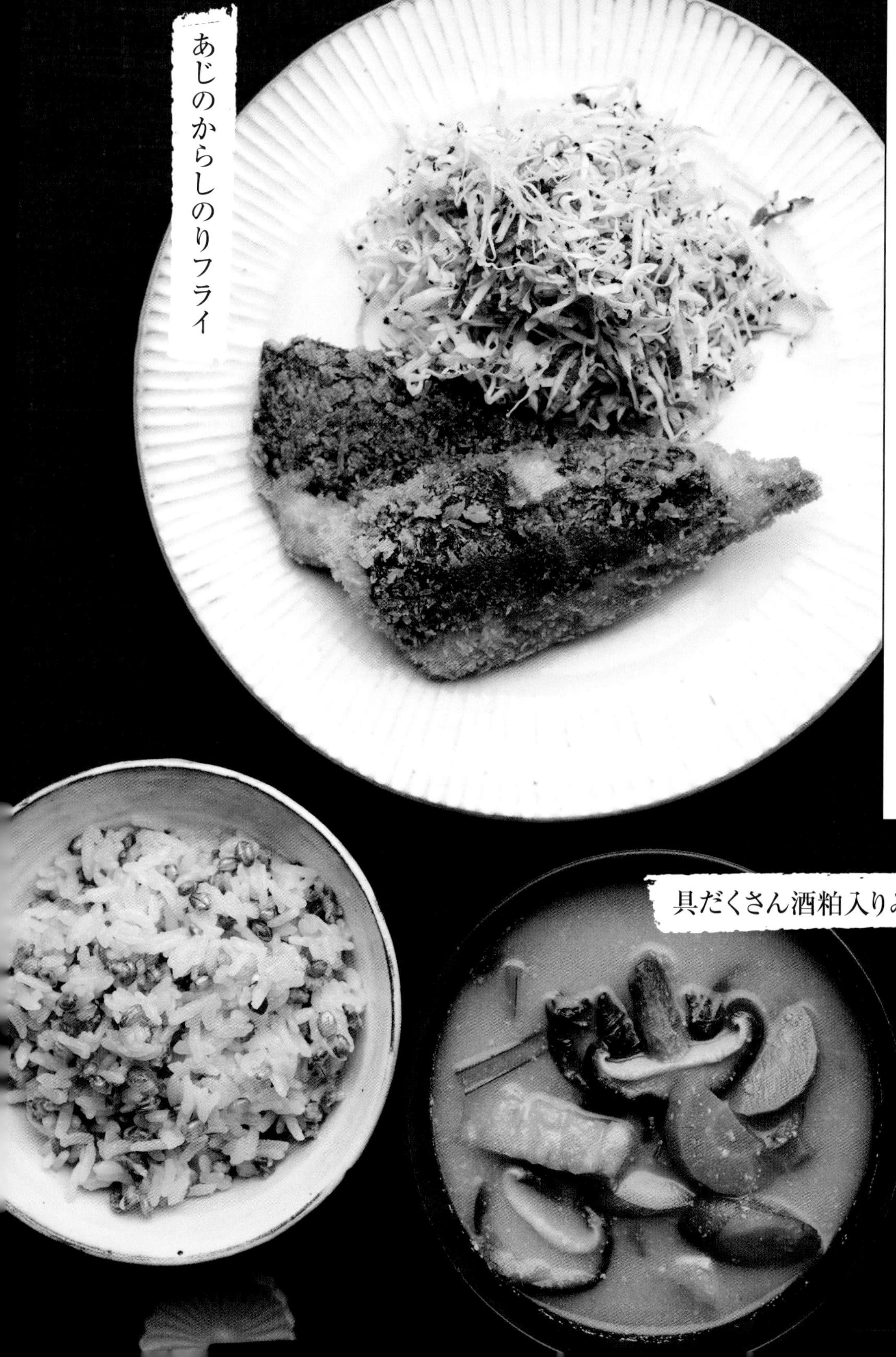

あじのからしのりフライ

具だくさん酒粕入りみそ汁

4

揚げ焼きあじの南蛮だれ献立

コレステロールを下げるタウリンや、イライラ防止にも効果があるカルシウムが多いのも、あじの大きな魅力。ビタミンA、Cたっぷりのパプリカに、大豆でイソフラボンも補給。白あえで豆腐を補いつつ、きくらげの食物繊維とビタミンDでお腹すっきり＆骨を丈夫に。

★作り方は67ページ

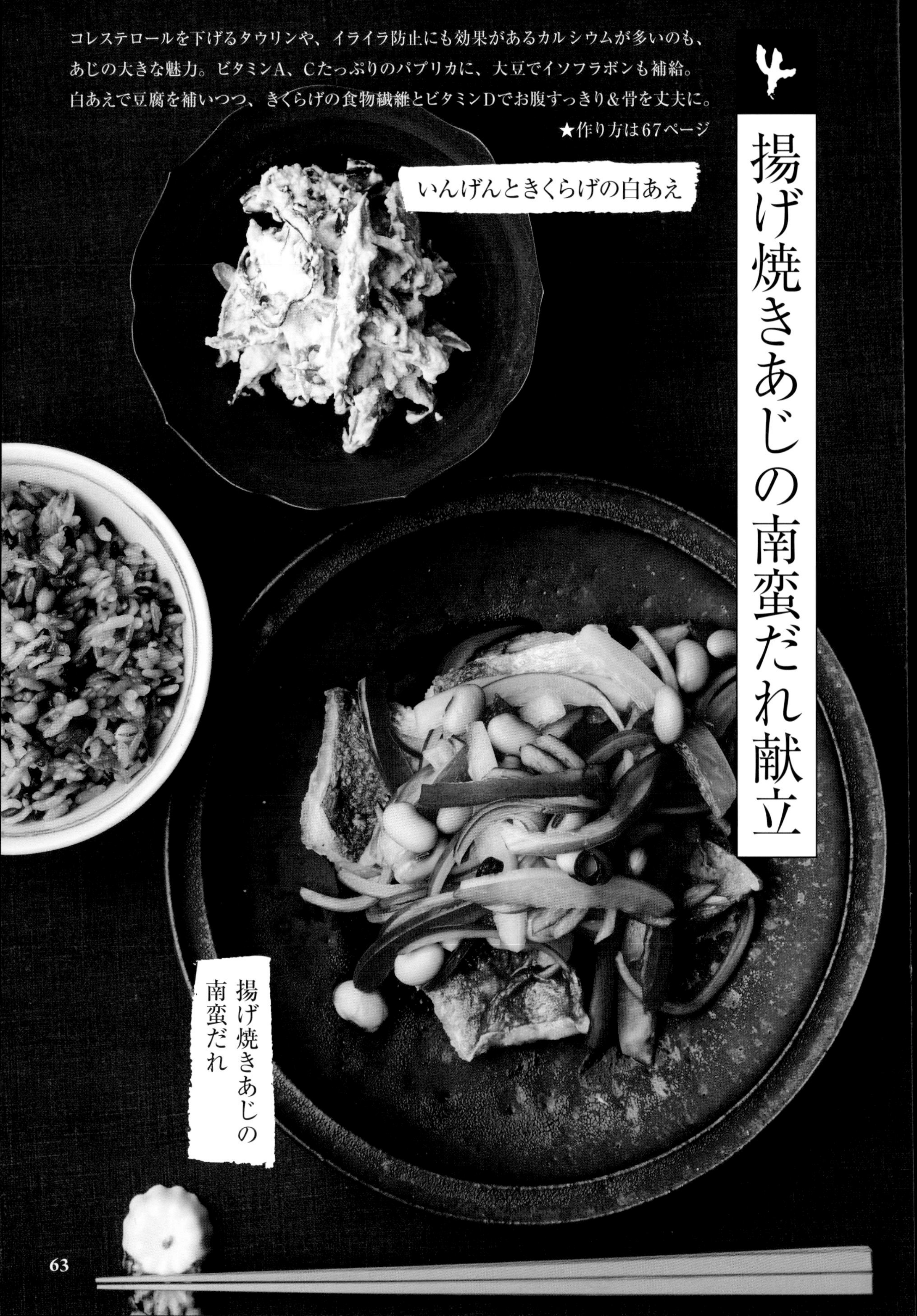

いんげんときくらげの白あえ

揚げ焼きあじの南蛮だれ

鮭とキャベツのにんにくみそ炒め

鮭はにんにく入りのみそだれをからめ、風味よく焼きます。
野菜と重ねて蒸し焼きにすることで、全体にうまみを回して。

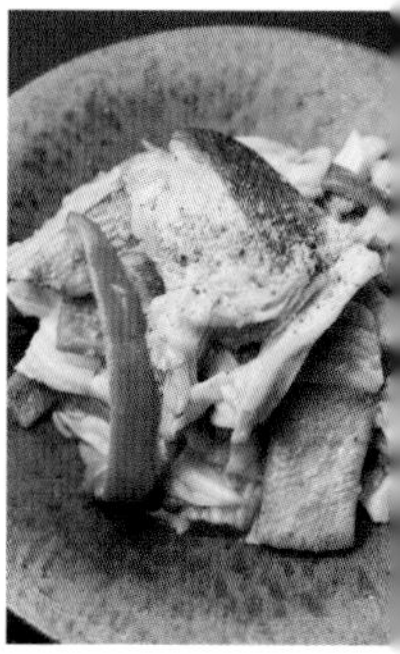

●材料（2人分）

生鮭の切り身（長さを3等分に切る）
　…2枚（200g）
A｜みそ、甘酒（米麹タイプ・
　｜　またはみりん）、白すりごま
　｜　… 各大さじ2
　｜にんにく（すりおろす）… 1かけ
キャベツ（5cm角に切る）… 大6枚
ピーマン（縦1cm幅に切る）… 2個
オリーブ油 … 大さじ½
七味唐辛子 … 少々

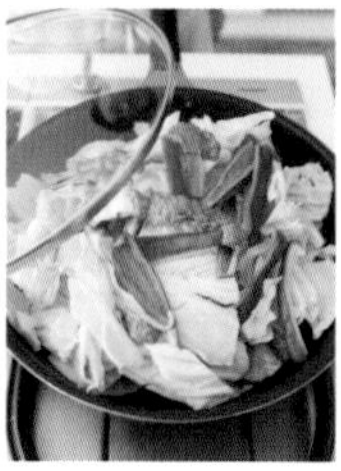

鮭の両面に薄く焼き色がついたら、キャベツ、ピーマン、ぬぐったたれの順にのせ、ふたをして中火で3分蒸し焼きにし、しんなりさせる。

●作り方

1. 鮭は塩少々（分量外）をふって10分おき、
水けをふき、混ぜたAをもみ込んで10分おく。

2. フライパンにオリーブ油を熱し、
たれをぬぐった❶（たれは残す）を入れ、
中火で両面を焼いて薄く焼き色をつける。
キャベツ、ピーマン、❶のたれの順にのせ、
ふたをして中火で3分蒸し焼きにする
（こげないよう途中で1回上下を返す）。

3. キャベツがしんなりしたら
全体に炒め合わせ、器に盛って七味をふる。

わかめとしめじのスープ

シンプルな味のスープは、ごま油を加えると韓国風にも。
根昆布だし（12ページ）で作ると、より味わい深くなります。

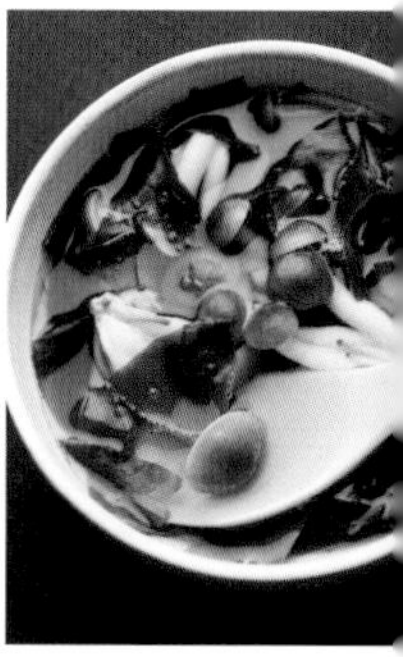

●材料（2人分）

塩蔵わかめ（水で戻したもの・
　ひと口大に切る）… 50g
しめじ（ほぐす）… 1パック（100g）
だし汁 … 2カップ
A｜しょうゆ … 小さじ½
　｜塩 … 小さじ⅓

●作り方

1. 鍋にだし汁、しめじを入れて火にかけ、
煮立ったら中火で2～3分煮、
わかめ、Aを加えてひと煮立ちさせる。

＊黒米、押し麦入りごはんを添える

2 鮭と長いものキムチ蒸し

野菜と鮭、キムチを重ねて蒸し煮にするだけと、とても簡単。
鮭には下味をつけておくと、味がピシリと決まります。

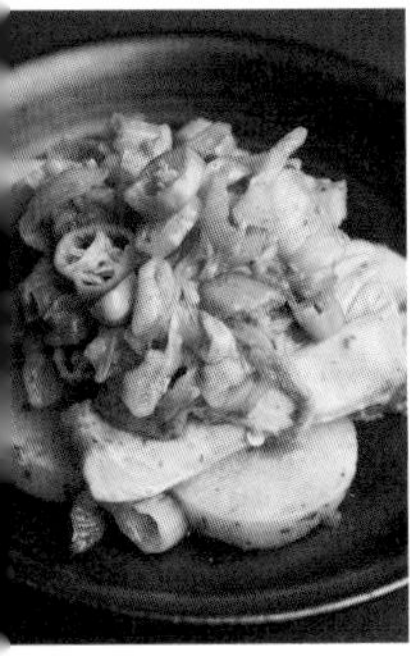

●材料（2人分）

生鮭の切り身（長さを半分に切る）
　…2枚（200g）

A｜しょうゆ、酒…各小さじ1
　｜砂糖…小さじ$\frac{1}{2}$
　｜にんにく（すりおろす）…1かけ

長いも（皮ごと1cm幅の輪切り）
　…10cm（200g）

白菜キムチ（ざく切り）
　…1カップ強（200g）

ししとう（小口切り）…4本

ごま油…少々

●作り方

① 鮭はAをもみ込み、10分おく。

② フライパンに長いもを並べ、
❶、キムチの順にのせ、
水大さじ3を加えてふたをして火にかけ、
蒸気が出たら中火で10分蒸し煮にする。
ごま油をふり、ししとうを散らす。

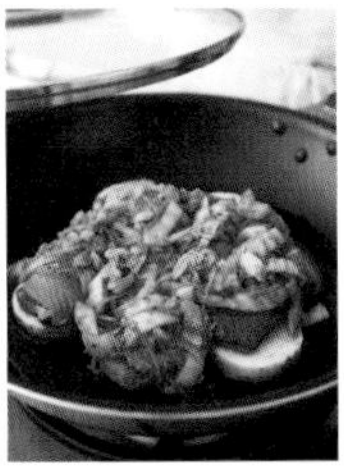

フライパンに長いも、鮭、キムチの順に重ね、水大さじ3を加えてふたをして火にかけ、蒸気が出たら中火で10分蒸し煮にする。電子レンジで8分加熱してもいい。

プチトマトと香菜《シャンツァイ》のナムル

トマトの酸味と香菜の香りを合わせた、手軽なナムル。
香菜の茎は細かく刻んで混ぜると、風味がぐっとよくなります。

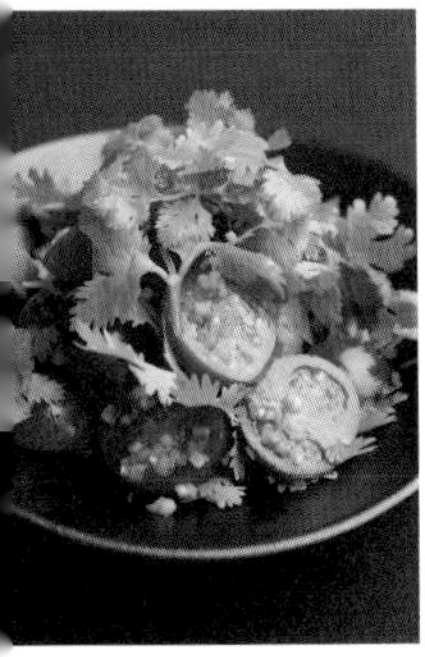

●材料（2人分）

プチトマト（縦半分に切る）…15個

香菜《シャンツァイ》（葉は摘み、茎は小口切り）…3株

A｜えごま油＊（またはごま油）
　｜　…小さじ1
　｜塩…小さじ$\frac{1}{3}$
　｜にんにく（すりおろす）…少々

＊23ページ参照

●作り方

① ボウルにトマト、香菜の茎を入れ、
Aを順に加えてあえ、
香菜の葉を加えてさっと混ぜる。

＊もち麦入りごはんを添える

3

あじのからしのりフライ

あじに塗ったからしは、揚げると辛みはとんで、うまみに変身。
せん切りキャベツは、青じそとゆかりを混ぜてさっぱりと。

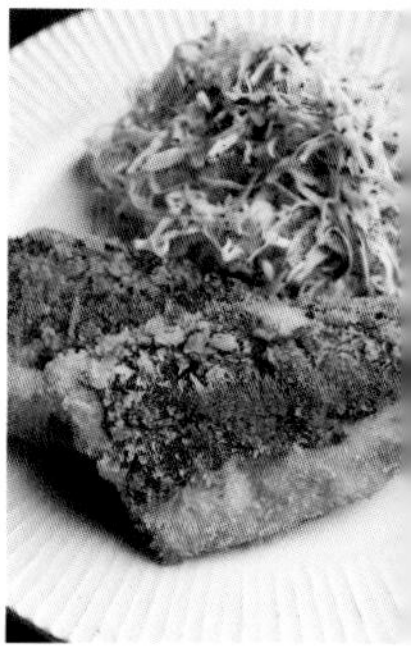

●材料（2人分）

あじ（三枚におろしたもの）
　…2尾分（200g）
焼きのり（縦横半分に切る）
　…全形1枚
練りがらし…大さじ1
A｜小麦粉…大さじ2
　｜水…大さじ1½
パン粉、サラダ油…各適量
B｜キャベツ（せん切り）…大3枚
　｜青じそ（せん切り）…10枚
　｜金いりごま（刻む）…大さじ1
　｜ゆかり…小さじ1

●作り方

① あじは塩少々（分量外）をふって10分おき、水けをふく。片面にからしを塗り、のりを巻きつけ、混ぜたA、パン粉の順にころもをつける。

② フライパンにサラダ油を5mm入れ、高温（180℃）に熱し、❶を入れて返しながらこんがり2～3分揚げ焼きにする。器に盛り、混ぜたBを添える。

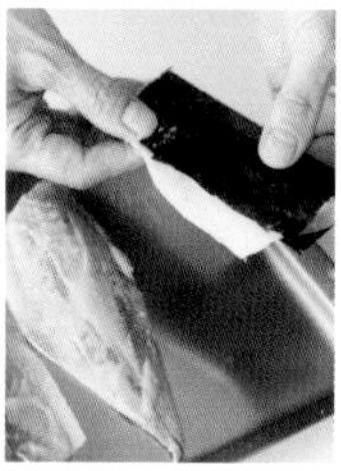

あじは片面にからしを塗ったら、のりではさむようにして1切れずつ巻きつける。このあところもをつけ、油で揚げ焼きに。

具だくさん酒粕入りみそ汁

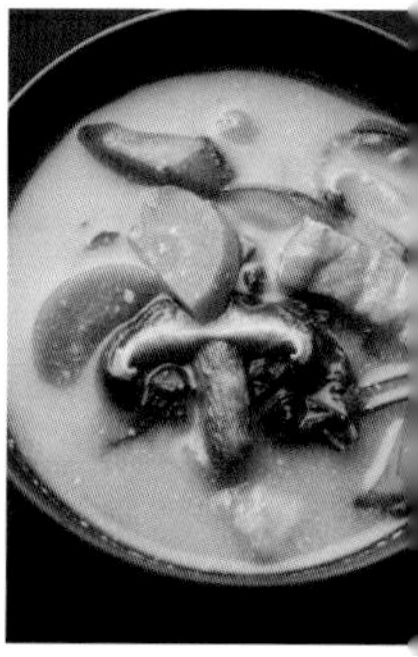

油揚げは先にこんがり焼いて、その香ばしさをだしにうつして。
みそと酒粕を加えたら、煮立たせないのがコツです。

●材料（2人分）

ごぼう（皮ごと斜め薄切り）…¼本
にんじん（5mm幅の半月切り）…¼本
小松菜（3cm長さに切る）…2株
生しいたけ（縦5mm幅に切る）…2枚
油揚げ（縦半分に切り、1cm幅に切る）…½枚
だし汁…2カップ
A｜みそ、酒粕…各大さじ1½

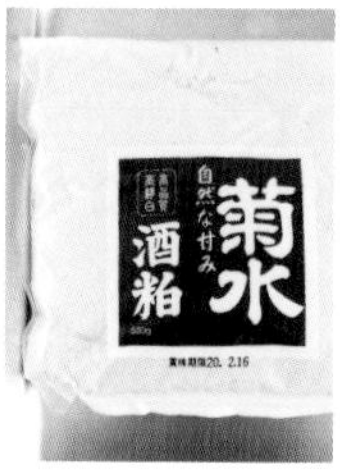

酒粕は、日本酒のもろみをしぼったあとに残るもの。コラーゲンの生成を助け、ビタミンも豊富。みそと合わせて肉に塗って焼いたり、豚肉と里いも、鮭を煮るほか、しょうが焼きに加えてもおいしい。

●作り方

① 鍋を何もひかずに熱し、油揚げを強めの中火でこんがり焼き、だし汁、野菜を加えて煮立ったらアクをとり、ふたをして中火で10分煮る。

② Aに❶の煮汁を少し加えて混ぜ、❶の鍋に加えて溶き混ぜ、火を止める。

＊もち麦入りごはんを添える

4

揚げ焼きあじの南蛮だれ

カラッと揚げ焼きしたあじに、甘酸っぱい南蛮だれが絶品。
パプリカと玉ねぎはさっと火を通し、食感を楽しみます。

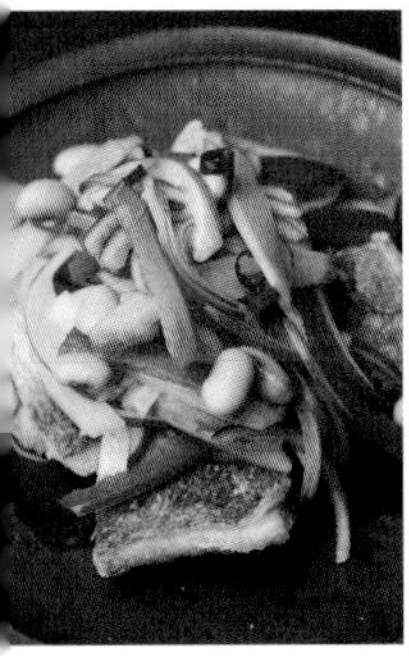

●材料（2人分）

あじ（三枚におろしたもの・
　長さを半分に切る）…2尾分（200g）
パプリカ（赤、黄・縦に薄切り）
　…各½個
紫玉ねぎ（薄切り）…¼個
A｜ゆで大豆…½カップ（75g）
　｜しょうゆ、酢…各大さじ1½
　｜砂糖…大さじ½
　｜水…大さじ1
　｜赤唐辛子（小口切り）…1本
小麦粉、サラダ油…各適量

●作り方

1. あじは塩少々（分量外）をふって10分おき、水けをふいて小麦粉をまぶす。
2. フライパンにサラダ油を5mm入れ、高温（180℃）に熱し、❶を入れて返しながらこんがり2～3分揚げ焼きにする。
3. 小鍋にAを煮立たせ、パプリカ、紫玉ねぎを加えてひと煮立ちさせる。器に❷を盛り、これをかける。

＊あじは、魚焼きグリルやフライパンで焼いてもいい

いんげんときくらげの白あえ

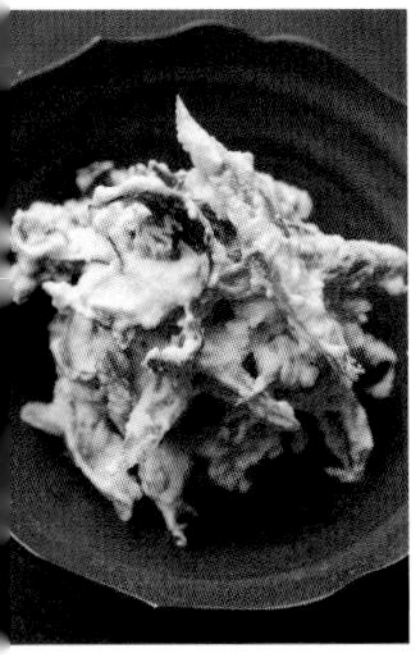

甘さひかえめの白あえは、白練りごまでコクたっぷりに。
いんげんときくらげは、下味をつけると味わい深く。

●材料（2人分）

いんげん（斜め薄切り）…10本
きくらげ（乾燥・水で戻し、細切り）
　…5g
木綿豆腐…⅓丁（100g）
A｜白練りごま…大さじ1
　｜しょうゆ、砂糖…各小さじ½
　｜塩…少々
しょうゆ…小さじ½

●作り方

1. フライパンにいんげん、きくらげ、水¼カップ、塩少々（分量外）を入れ、ふたをして火にかけ、煮立ったら中火で2～3分蒸しゆでにし、湯をきってしょうゆをからめる。
2. すり鉢に豆腐を入れてすり、Aを加えてすり混ぜ、❶を加えてあえる。

＊黒米、押し麦入りごはんを添える

5 あじの梅しそゆかり焼き献立

青背魚のDHAとEPAで頭と血管を元気にしつつ、梅干しのクエン酸で疲れをすっきりと。つけ合わせのかぼちゃのβ-カロテン、ビタミンEは、免疫力と若々しさをキープします。副菜のモロヘイヤの豊富なβ-カロテンとカルシウムで、生活習慣病と骨粗しょう症予防を。

★作り方は72ページ

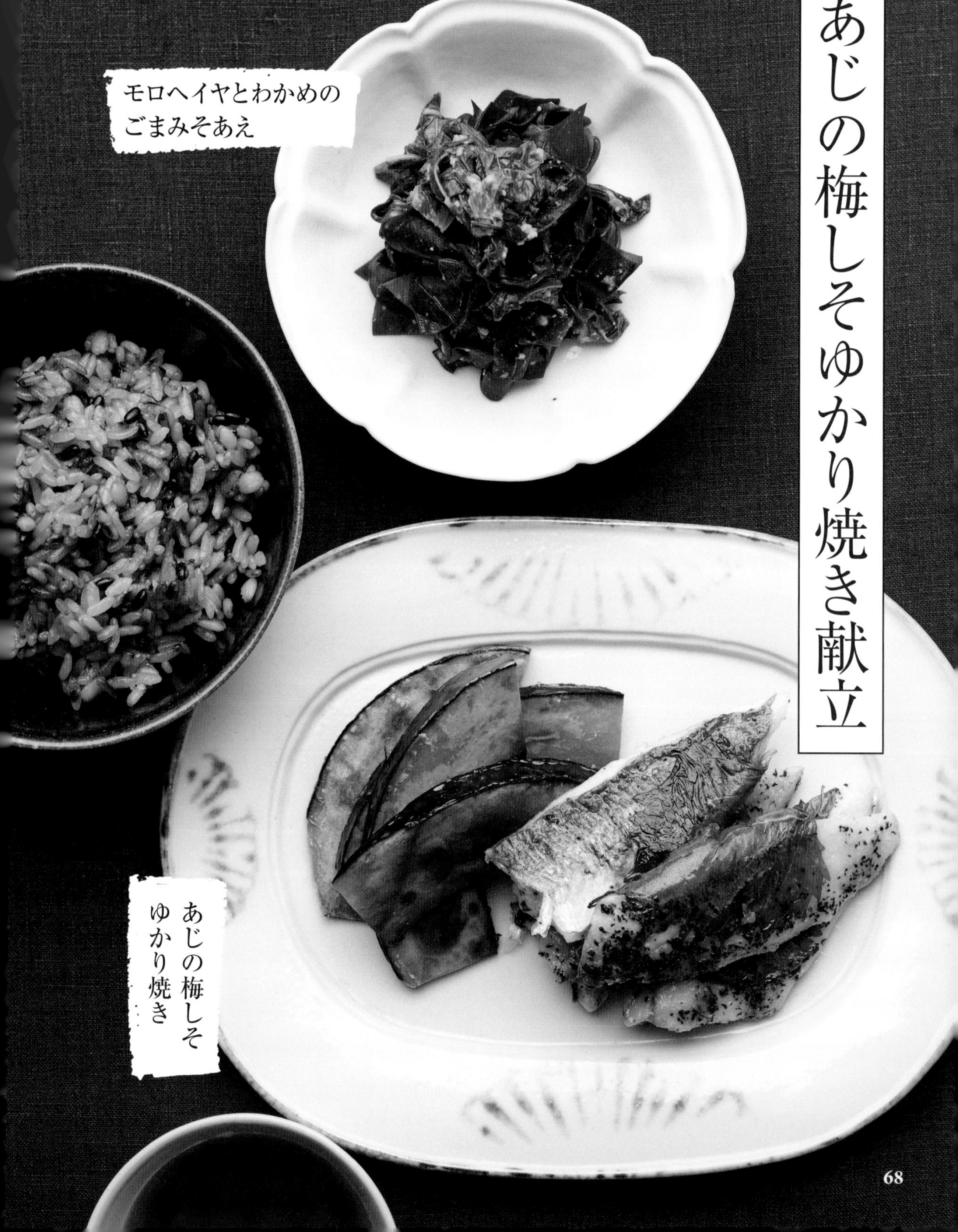

モロヘイヤとわかめのごまみそあえ

あじの梅しそゆかり焼き

6 さばのジンジャーカレーソテー献立

さばに豊富に含まれるDHAで脳を元気に、EPAで血液や血管を健康に。つけ合わせのトマトのリコピンの強い抗酸化作用で老化防止。油でソテーし、吸収率をアップします。サラダの春菊でβ-カロテンとカルシウム、大豆でたんぱく質とイソフラボンを補います。

★作り方は73ページ

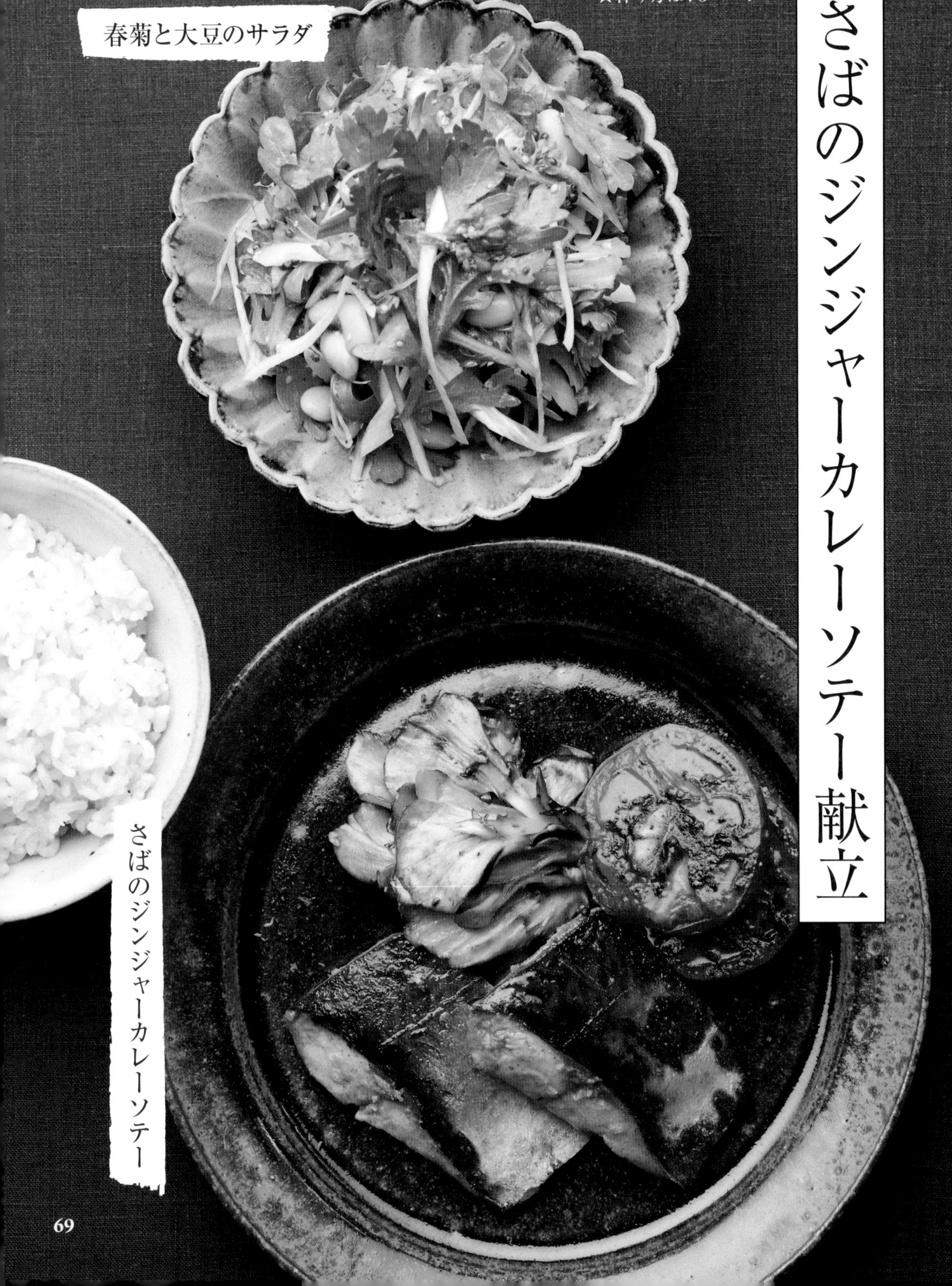

春菊と大豆のサラダ

さばのジンジャーカレーソテー

7 さばと大根のコチュジャン煮献立

青背魚の中でも、トップクラスのDHAとEPAを含むさば。血合い部分には鉄分とEPAがたっぷり、ビタミンB_2で肌の健康と脂質の代謝アップと、大人世代に必要な栄養がぎっしり詰まっています。ナムルのズッキーニのカリウムは、むくみ予防にも。

★作り方は74ページ

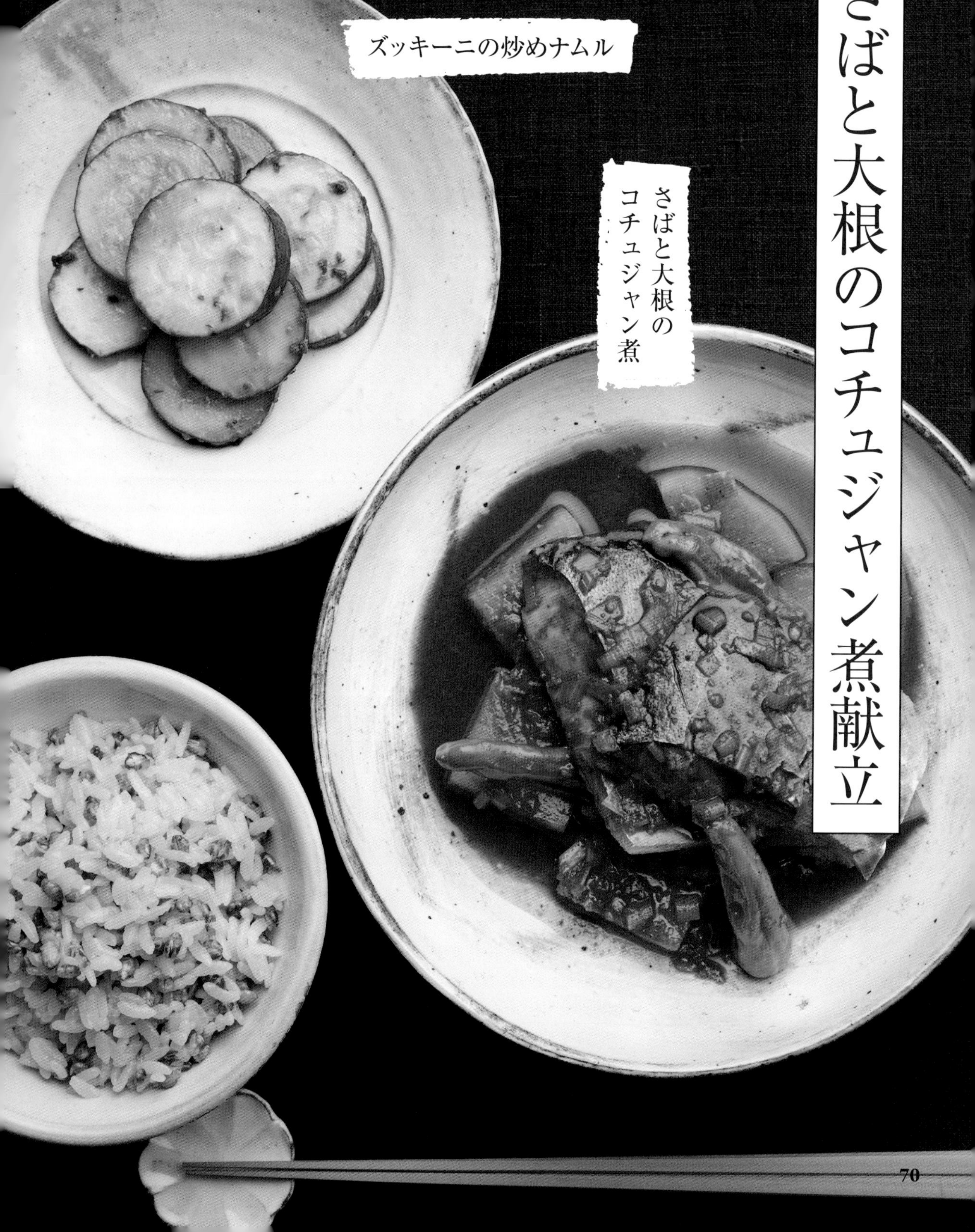

8 ぶりのエスニック焼き献立

ぶりと一緒にブロッコリーを焼いてその良質な脂をからめ、DHAとEPAをしっかりとり、脳の働きを活発にしつつ、生活習慣病を予防。にんじんの豊富なβ-カロテンで、免疫力アップ&アンチエイジング。厚揚げの大豆イソフラボンが、体の不調を整えます。

★作り方は75ページ

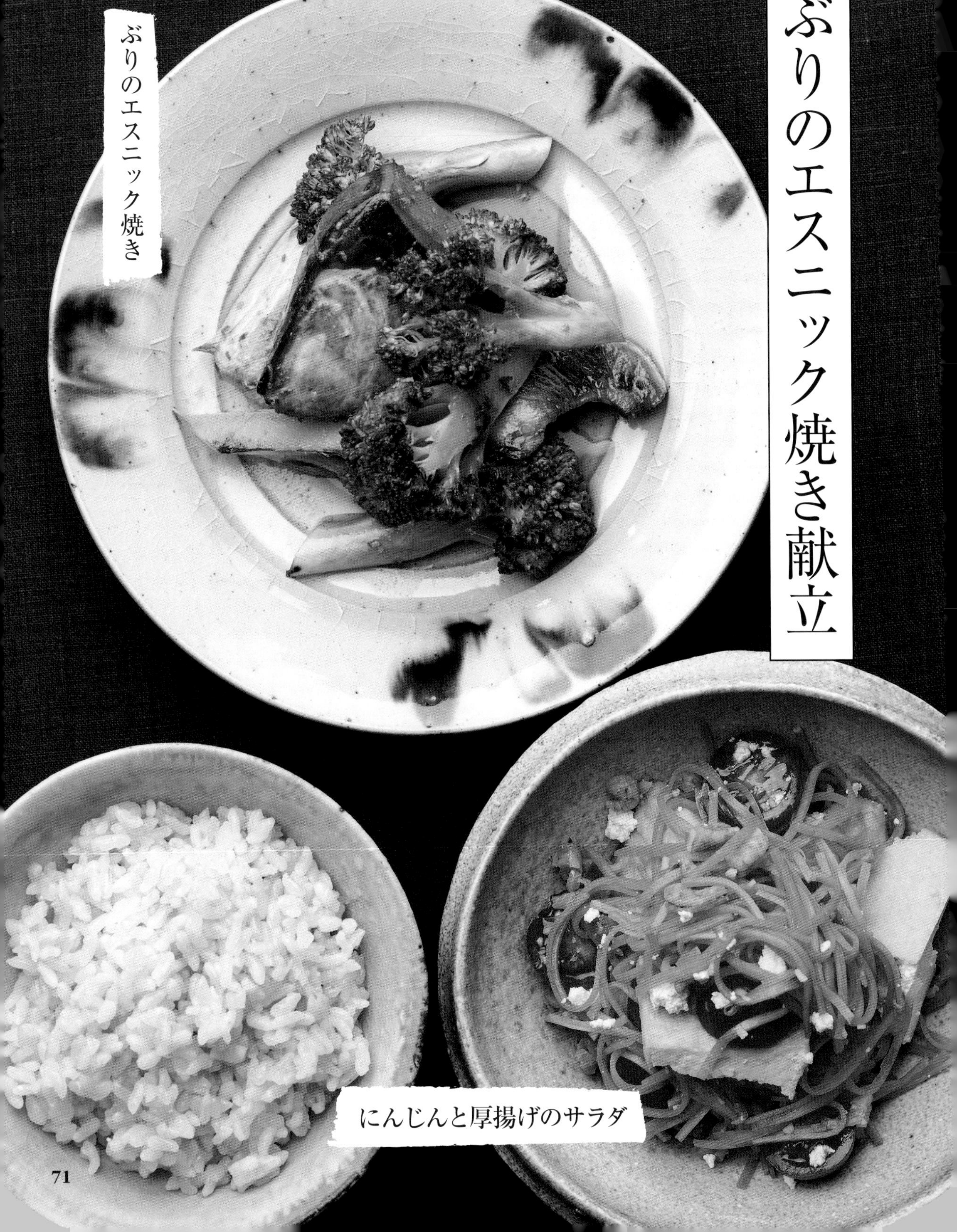

ぶりのエスニック焼き

にんじんと厚揚げのサラダ

あじの梅しそゆかり焼き

あじは梅と青じその風味をまとわせ、こんがり焼いて。
かぼちゃは少しの塩で焼き、素材の甘みを生かします。

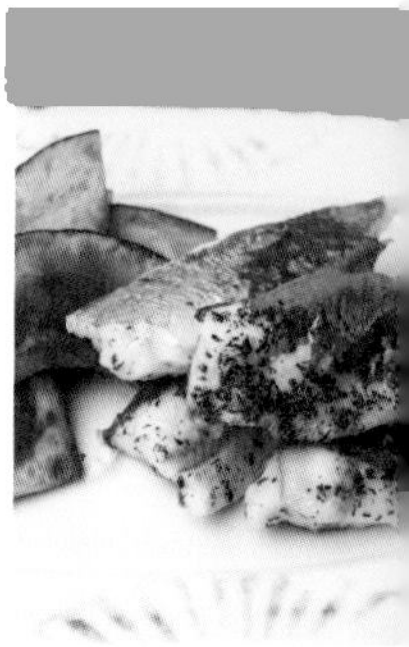

●材料（2人分）

あじ（三枚におろしたもの・斜め半分に切る）… 2尾分（200g）
梅干し（たたく）… 1個
青じそ … 8枚
A｜小麦粉 … 大さじ1
　｜ゆかり … 小さじ½
オリーブ油 … 大さじ½
かぼちゃ（皮ごと1cm幅×5cm長さに切る）… ⅛個（200g）

●作り方

1. あじは塩少々（分量外）をふって10分おき、水けをふく。混ぜたAをまぶし、梅干しを塗った青じそを巻きつける。
2. フライパンにオリーブ油を熱し、かぼちゃを中火で両面をこんがり5～6分焼き、塩少々（分量外）をふって取り出す。
3. 続けてオリーブ油少々（分量外）を熱し、❶を中火で両面をこんがり4～5分焼く。器に盛り、❷を添える。

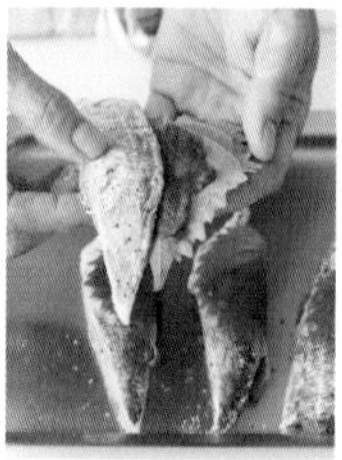

あじは小麦粉＋ゆかりを全体にまぶしたら、梅干しを裏面に塗った青じそではさむようにして、1枚ずつ巻きつける。

モロヘイヤとわかめのごまみそあえ

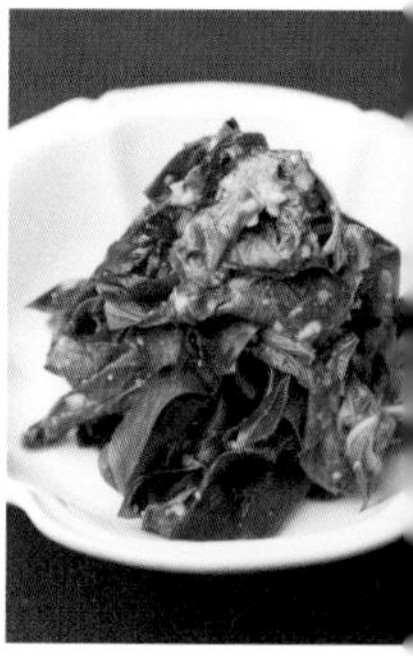

モロヘイヤは細かくたたき、粘りけを出して吸収をよく。
みそだれは少しの甘みを加え、味に深みを出します。

●材料（2人分）

モロヘイヤ（葉を摘む）… 1袋
塩蔵わかめ（水で戻したもの・ひと口大に切る）… 50g
A｜白すりごま、みそ … 各小さじ2
　｜甘酒（米麹タイプ・またはみりん）… 小さじ1
　｜水 … 大さじ1

●作り方

1. フライパンにモロヘイヤ、水¼カップを入れ、ふたをして火にかけ、煮立ったら中火で1分蒸しゆでにし、水けを絞って細かくたたく。混ぜたA、わかめを加えてあえる。

＊黒米、押し麦入りごはんを添える

6

さばのジンジャーカレーソテー

さばはスパイシーなカレー味にすると、ぐっと食べやすく。
香ばしく焼いたまいたけとトマトも、うまみたっぷりです。

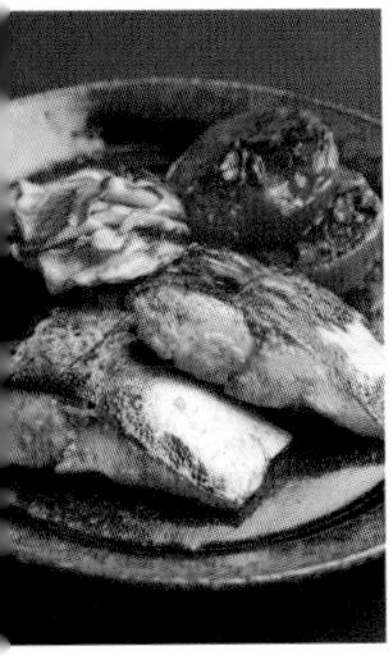

●材料（2人分）

さばの切り身（長さを半分に切る）
…2枚（200g）
A｜カレー粉、みりん…各小さじ1
｜塩麹…大さじ1＊
｜しょうが（すりおろす）…1かけ
まいたけ（大きめにほぐす）
…1パック（100g）
トマト（横半分に切る）…小2個
塩、黒こしょう…各少々
オリーブ油…大さじ½
＊または塩小さじ½

●作り方

1. さばは混ぜたAをからめ、10分以上おく。
2. フライパンにオリーブ油を熱し、❶（皮目から）、まいたけ、トマト（断面を下にして）を入れ、中火で両面をこんがり7～8分焼く。まいたけ、トマトに塩、黒こしょうをふる。

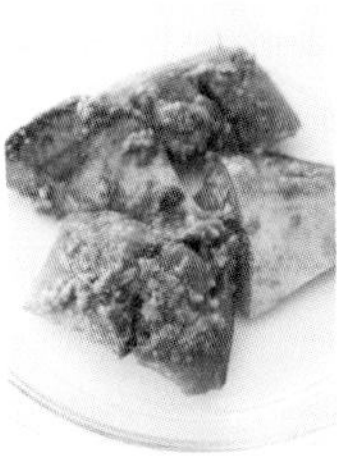

さばは長さを半分に切り、混ぜたAをからめて10分以上おく。これでさばにしっかり味がつき、くさみも消えて食べやすく。

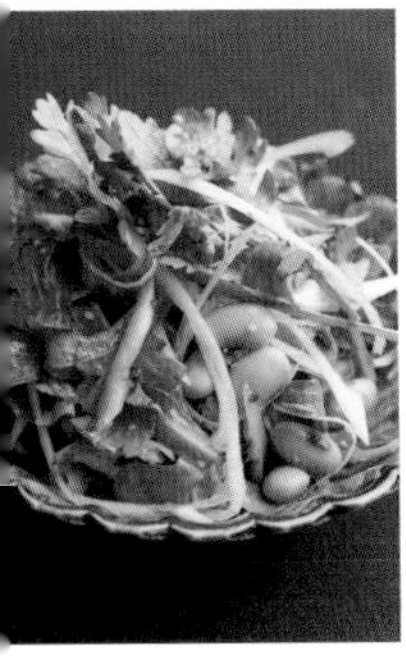

春菊と大豆のサラダ

生の春菊のほろ苦さと食感が、新鮮な味わい。
長ねぎは先にドレッシングと混ぜ、辛みをやわらげます。

●材料（2人分）

春菊（葉はざく切りにし、
茎は斜め薄切り）…1束
長ねぎ（縦半分に切って斜め薄切りにし、
水にさらす）…½本
A｜ゆで大豆…½カップ（75g）
｜白ワインビネガー、オリーブ油
｜…各大さじ1
｜粒マスタード…小さじ2
｜塩…小さじ⅓

●作り方

1. ボウルにA、長ねぎを入れて混ぜ、春菊を加えてあえる。

＊発芽玄米を添える

さばと大根のコチュジャン煮

7

さばと大根のうまみが口いっぱいに広がる、ピリ辛味の煮込み。
大根はレンジ加熱してから煮ると、ぐっと味がしみやすくなります。

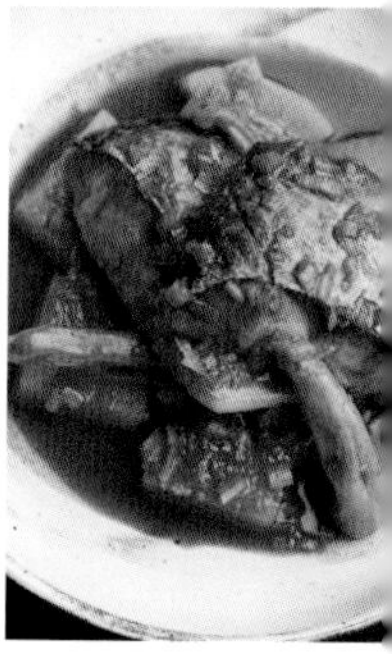

●材料（2人分）

さばの切り身（長さを半分に切る）
　…2枚（200g）

A
- 塩…少々
- 酒、しょうが汁、ごま油
　…各小さじ1

大根（1cm幅のいちょう切りにし、
　ラップをかけて電子レンジで
　5分加熱する）…10cm

B
- コチュジャン、しょうゆ、砂糖
　…各大さじ1
- 長ねぎ（みじん切り）…⅓本
- にんにく（すりおろす）…1かけ

ししとう（ヘタを除き、1か所
　小さく切り目を入れる）…6本

●作り方

1. さばはAをからめ、10分以上おく。
2. 鍋にBを混ぜ、❶、大根を入れて混ぜ、水½カップを加えて火にかけ、煮立ったら落としぶた（まん中に十字に切り込みを入れたオーブンシート）をのせて中火で10分煮る。ししとうを加え、さっと煮る。

＊さばはこの下味をつけ、焼いたり揚げたりしても美味。買ってすぐに下味をつければ、冷蔵室で2～3日、冷凍室で約1か月もつ

ズッキーニの炒めナムル

ズッキーニは調味料をからめて炒めると、ぐんとおいしく。
大根、なす、にんじんで作っても美味です。

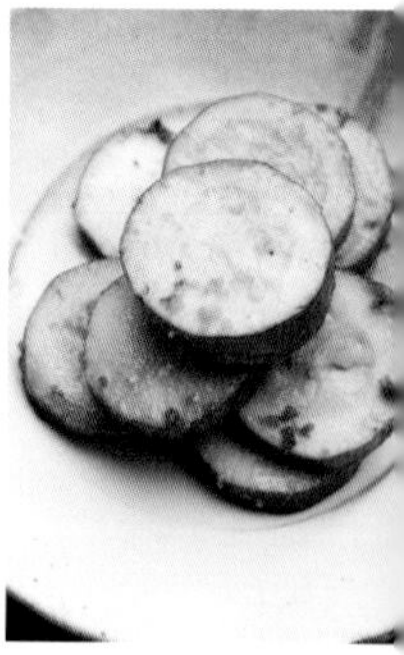

●材料（2人分）

ズッキーニ（7～8mm幅の輪切り）
　…1本
ごま油…小さじ1
しょうゆ…小さじ½
塩…小さじ¼
にんにく（すりおろす）…少々

●作り方

1. 鍋に材料をすべて入れて火にかけ、ピチピチ音がしたら水大さじ1を加えてひと混ぜし、ふたをして弱火で1分炒め煮にする。

＊もち麦入りごはんを添える

8

ぶりのエスニック焼き

ぶりは皮目からしっかり焼いて、香ばしさをプラスするのが大切。
ナンプラーのうまみ、豆板醤の辛みが、くせになる味です。

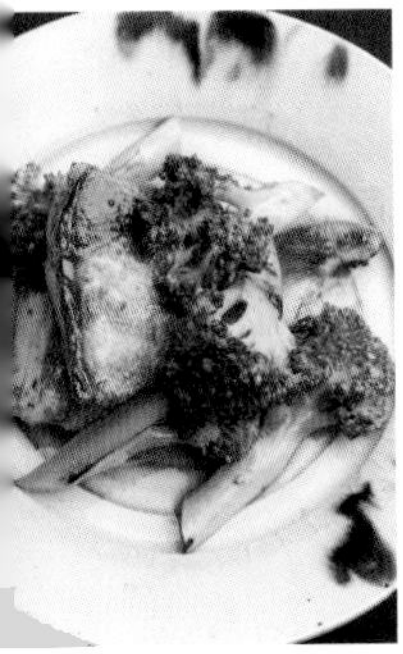

●材料（2人分）

ぶりの切り身（3等分のそぎ切り）
…2枚（200g）
ブロッコリー（小房に分ける）… ½株
A ナンプラー … 大さじ1
　砂糖 … 大さじ½
　豆板醤 … 小さじ½
　にんにく（すりおろす）… 1かけ
オリーブ油 … 大さじ½

●作り方

1. フライパンにオリーブ油を熱し、ぶり（皮目から）、脇にブロッコリーを入れ、中火で両面をこんがり4〜5分焼く。
2. 混ぜたAを回し入れ、全体にからめる。

にんじんと厚揚げのサラダ

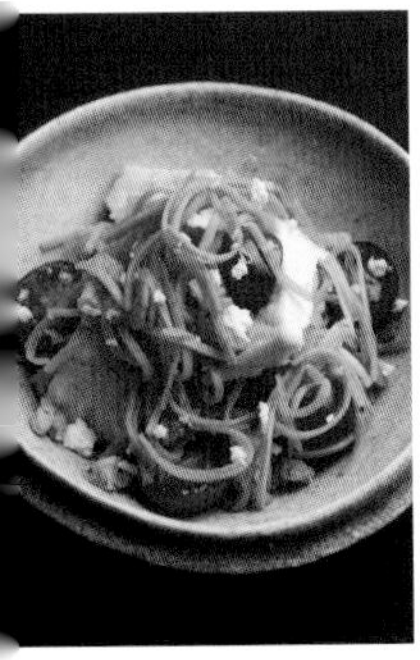

ナンプラーにレモン汁の酸味を合わせた、エスニック風。
厚揚げのコクに、細切りにんじんの甘みが相性抜群。

●材料（2人分）

にんじん（長さを3等分に切り、
せん切り）… 1本
プチトマト（横半分に切る）… 6個
厚揚げ（熱湯でさっとゆで、
ひと口大にちぎる）… 小1枚（150g）
干しえび（湯大さじ2に10分つけて
粗く刻み、戻し汁に戻す）… 大さじ2
A ナンプラー、レモン汁 … 各大さじ1
　砂糖 … 大さじ½
　にんにく（みじん切り）… 1かけ

●作り方

1. ボウルにAを入れて混ぜ、残りの材料（干しえびは戻し汁ごと）を加えてあえる。

＊発芽玄米を添える

DHA、EPAのほか、ビタミンB_1やB_2、ビタミンDも豊富で、皮膚や骨の健康にもひと役買ってくれるぶり。ピーマンのビタミンCとβ-カロテンの量は、赤が緑の2倍以上。スープの豆もやしは、豆にたんぱく質、大豆イソフラボン、ビタミン、食物繊維がぎっしり。

9 ぶりのソテー ピリ辛香味だれ献立

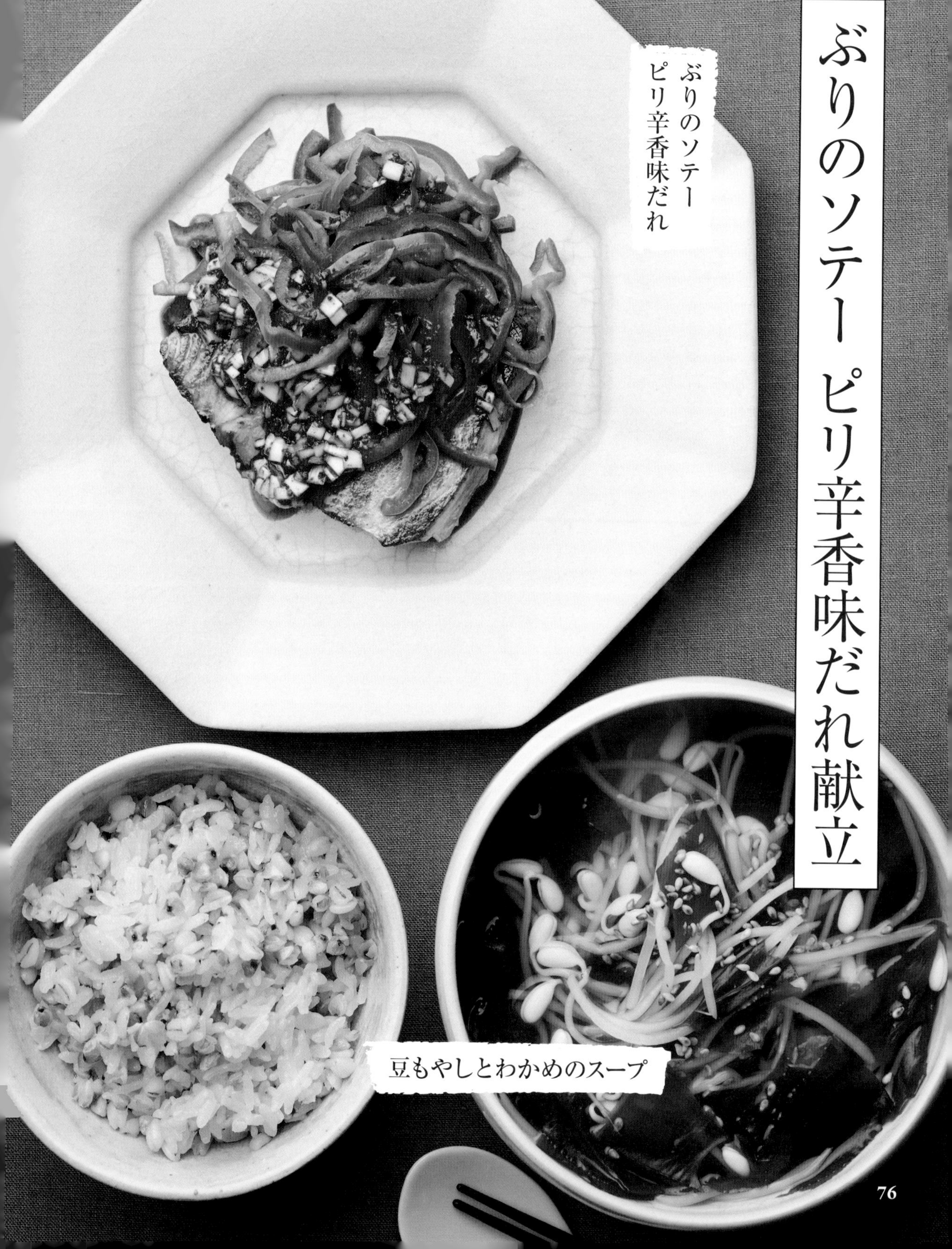

ぶりのソテー ピリ辛香味だれ

豆もやしとわかめのスープ

9

ぶりのソテー　ピリ辛香味だれ

ぶりは皮をしっかり焼くと、その香ばしさがごちそうに。
香味野菜たっぷりの韓国風たれは、ごはんにぴったりです。

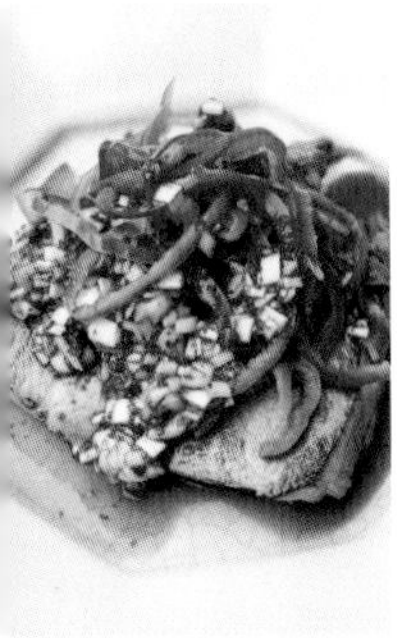

●材料（2人分）

ぶりの切り身（2等分のそぎ切り）
…2枚（200g）
ピーマン（横にせん切り）…2個
赤ピーマン（横にせん切り）…1個
A｜長ねぎ（みじん切り）…10cm
｜にんにく（すりおろす）…1かけ
｜しょうゆ…大さじ1
｜酢…大さじ½
｜ごま油、粗びき粉唐辛子＊
｜…各小さじ1
｜砂糖…小さじ½
オリーブ油…小さじ1
＊または赤唐辛子のみじん切り少々

●作り方

1. ぶりは塩少々（分量外）をふって10分おき、水けをふく。
2. フライパンにオリーブ油小さじ½（分量外）を熱し、ピーマンを中火でさっと炒め、取り出す。続けてオリーブ油を熱し、ぶりを中火で両面をこんがり4～5分焼く。
3. 器にぶりを盛ってピーマンをのせ、混ぜたAをかける。

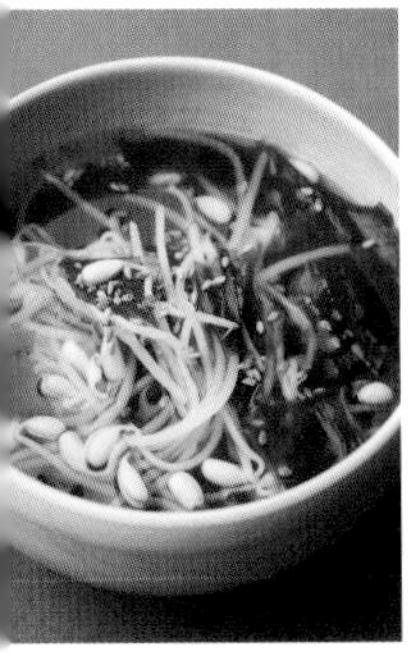

豆もやしとわかめのスープ

豆もやしはしっかり煮ると、豆のうまみがスープに出ます。
豆から溶け出したビタミンも、まるごといただきます。

●材料（2人分）

豆もやし…1袋（200g）
塩蔵わかめ（水で戻したもの・
ひと口大に切る）…50g
だし汁…2カップ
A｜しょうゆ…小さじ1
｜塩…小さじ⅓
金いりごま…小さじ1

●作り方

1. 鍋にだし汁、もやしを入れて火にかけ、煮立ったらふたをして中火で6～7分煮、わかめ、Aを加えてひと煮立ちさせ、いりごまをふる。

＊もち麦、そば米入りごはんを添える

10 いわしとアボカドの香草パン粉焼き献立

いわしは抜群のEPA含有量で、中性脂肪を減らす作用が。さらにDHAで脳の働きを活発に、カルシウムとビタミンDで骨粗しょう症予防を。小骨ごと食べられるのも魅力です。アボカドとアーモンドのビタミンEの抗酸化力、カリフラワーのビタミンCで若々しい肌に。

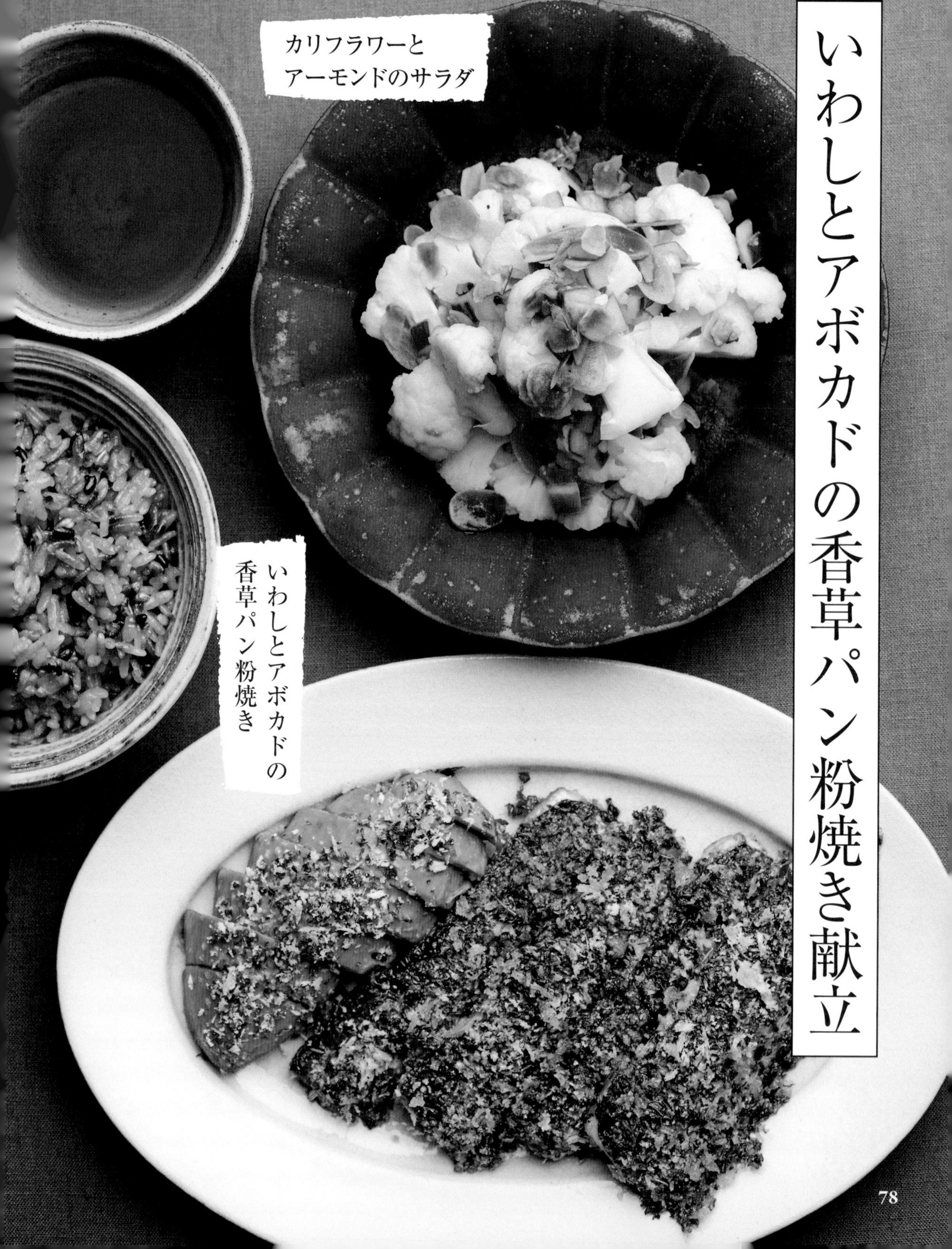

カリフラワーとアーモンドのサラダ

いわしとアボカドの香草パン粉焼き

10

いわしとアボカドの香草パン粉焼き

パセリと粉チーズ入りのパン粉をふって、香りとコクいっぱいに。
いわしにのせたらオーブンまかせ、の手軽なひと皿です。

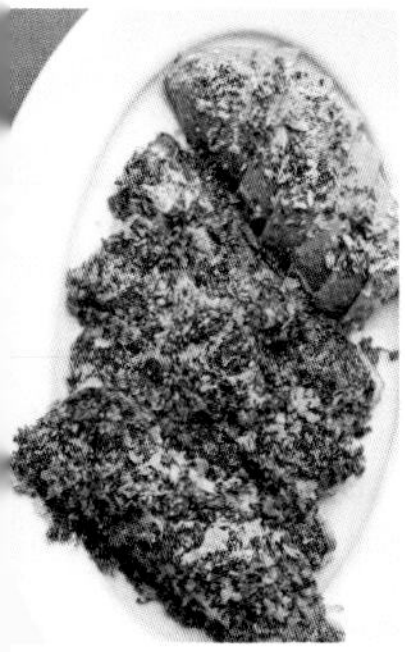

●材料（2人分）

いわし … 小4尾（480g）
アボカド（縦半分に切って種と皮を除き、1cm幅に切る）… 1個
A｜パセリ（みじん切り）… 大さじ4
　｜パン粉、粉チーズ … 各大さじ2
　｜オレガノ（ドライ）… 小さじ1
　｜塩、黒こしょう … 各少々
オリーブ油 … 小さじ2

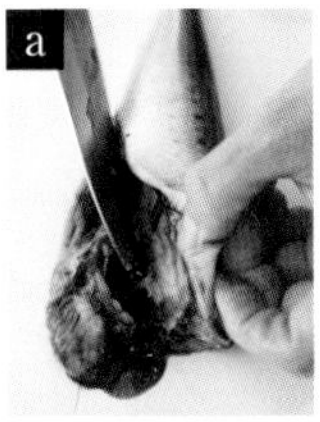
a

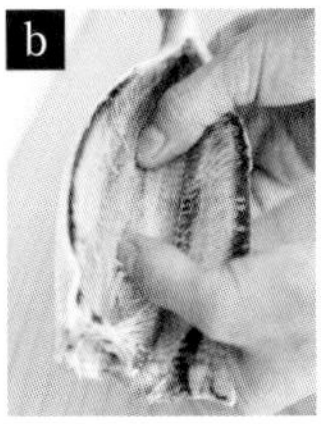
b

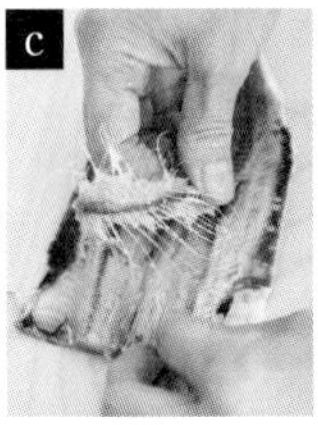
c

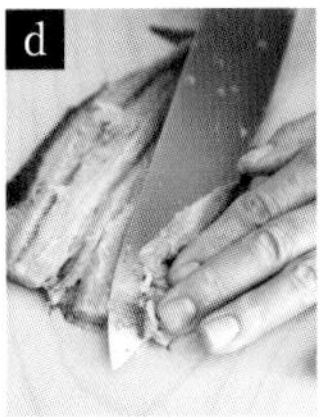
d

●作り方

① いわしは頭を切り、腹を斜めに切ってワタを除き（a）、よく洗って水けをふき、手開きにして（b）中骨、腹骨を除く（c、d）。背びれ、尾を除き、縦半分に切って塩小さじ½をふり、10分おいて水けをふき、黒こしょう少々をふる（ともに分量外）。

② 耐熱皿に❶、アボカドを並べ、混ぜたAをそれぞれのせてオリーブ油を回しかけ、220℃に温めたオーブンで15分焼く。

＊オーブンシートを敷いた天板にのせて焼いてもいい
＊アボカドのほか、ズッキーニ、きのこ、じゃがいも、トマトで作ってもおいしい

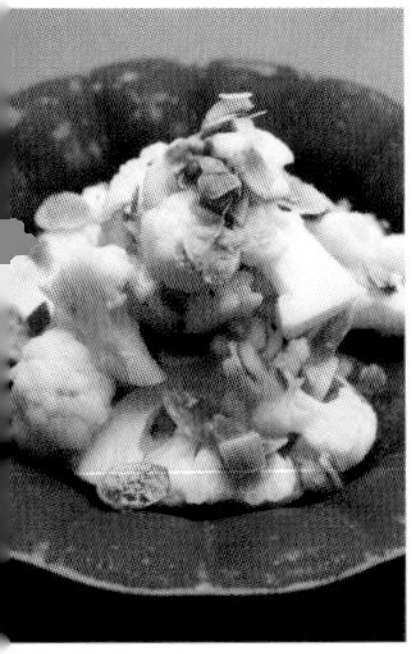

カリフラワーとアーモンドのサラダ

カリフラワーは蒸しゆでにして、おいしさをとじ込めて。
紫玉ねぎを混ぜたドレッシングは、香りごと味わえます。

●材料（2人分）

カリフラワー（大きめの房に分け、縦1.5cm幅に切る）… ½株（正味200g）
スライスアーモンド … ¼カップ（15g）＊
A｜紫玉ねぎ（粗みじん切り）… ⅛個
　｜アンチョビ（フィレ・粗く刻む）… 3枚
　｜白ワインビネガー … 大さじ1
　｜塩 … ひとつまみ
　｜黒こしょう … 少々
オリーブ油 … 大さじ1
＊フライパンでからいりする

●作り方

① Aはボウルに入れて混ぜ、10分おく。フライパンにカリフラワー、水¼カップ、塩少々（分量外）を入れ、ふたをして火にかけ、煮立ったら中火で2〜3分蒸しゆでにし、湯をきる。

② Aにオリーブ油を加えて混ぜ、カリフラワー、アーモンドを加えてあえる。

＊黒米、もち麦入りごはんを添える

11 いわしとじゃがいものトマト煮献立

いわしは小骨ごと食べ、しっかりカルシウム補給を。トマトのリコピン、β-カロテンで、体の酸化（＝老化）を防ぎます。サラダはビタミンA、Cたっぷりのパプリカを栄養価が逃げないように生で、粉チーズを多めに加えてカルシウムをプラスします。

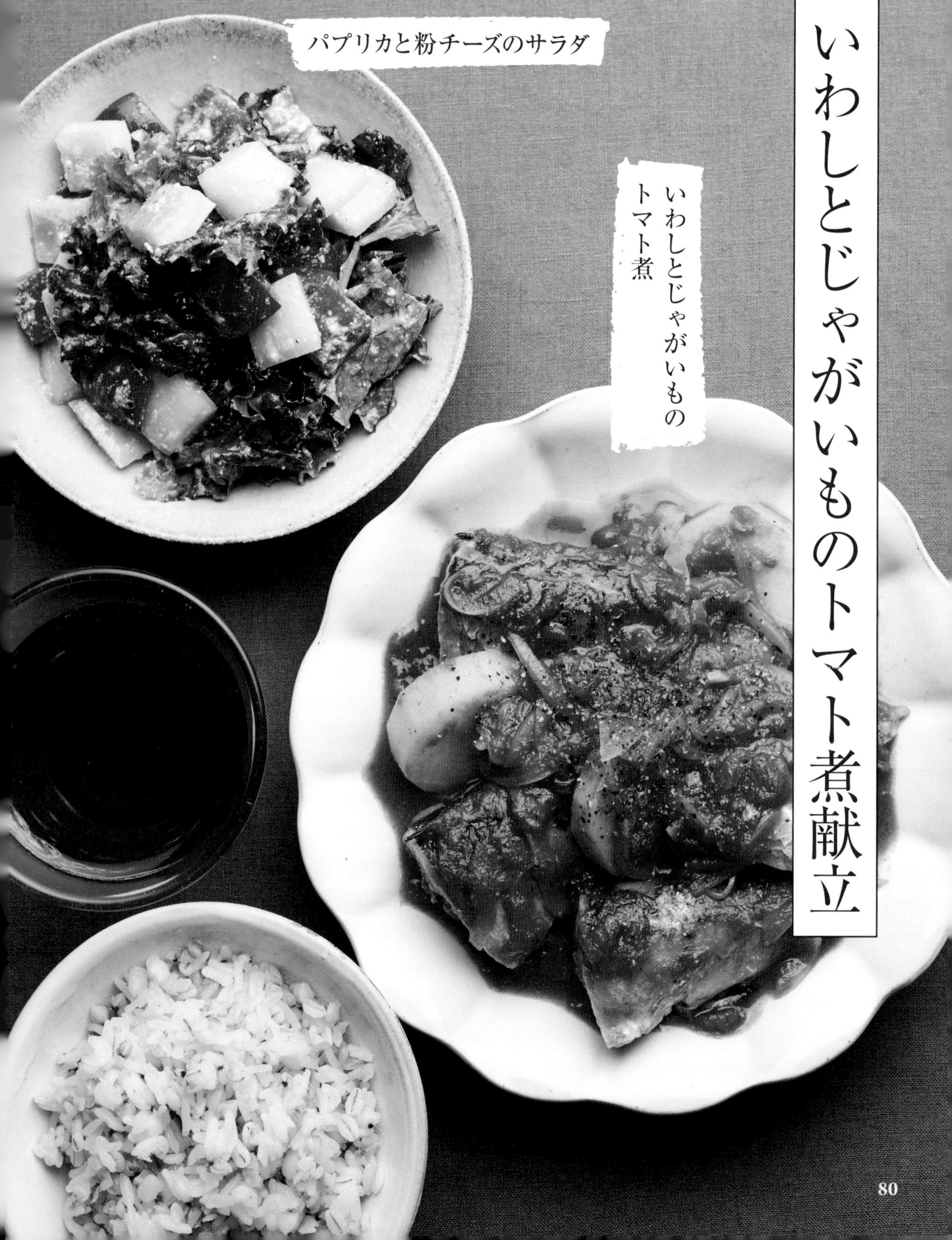

パプリカと粉チーズのサラダ

いわしとじゃがいものトマト煮

11

いわしとじゃがいものトマト煮

ほんのり香るカレー粉が、いわしのくさみをとる役割を。
トマト缶を加えたらしっかり煮立たせ、酸味をとばすと、うまみが出ます。

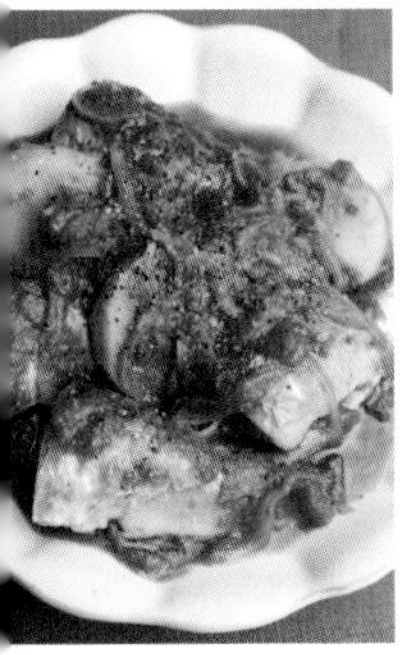

●材料（2人分）

いわし … 小4尾（480g）

A
- 塩 … 小さじ⅓
- 黒こしょう … 少々
- 白ワイン（または酒）… 大さじ2

じゃがいも（1cm幅の輪切りにし、さっと洗う）… 2個（240g）

B
- 玉ねぎ（薄切り）… ½個
- にんにく（つぶす）… 2かけ

ホールトマト缶 … 1缶（400g）
ローリエ … 1枚
カレー粉 … 小さじ1
塩 … 小さじ½
オリーブ油 … 小さじ2
黒こしょう … 少々

●作り方

1. いわしは頭を切り、腹を斜めに切ってワタを除き、よく洗って水けをふく。長さを半分に切って尾を切り、Aをからめる。
2. 鍋にオリーブ油を熱し、Bを中火で炒め、しんなりしたらカレー粉、ホールトマトを加えて2～3分煮る。じゃがいも、ローリエ、水½カップを加え、ふたをして7～8分煮る。
3. ❶をつけ汁ごと加え、ふたなしで弱火で7～8分煮て塩をふり、器に盛って黒こしょうをふる。

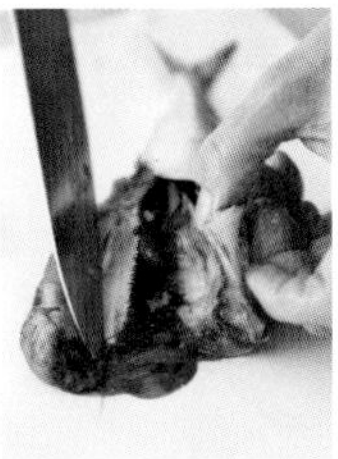

いわしは頭を切り落とし、腹を斜めに切ってワタを除き、腹の中をよく洗って水けをふく。このあと長さを半分に切り、下味をからめる。

パプリカと粉チーズのサラダ

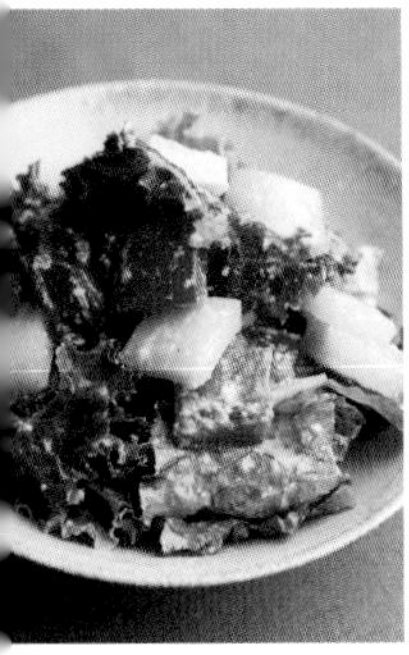

パプリカは生のままで、自然な甘みと食感を楽しんで。
粉チーズのコク、ビネガーの酸味が味の決めてです。

●材料（2人分）

パプリカ（赤、黄・2cm角に切る）… 各1個
サニーレタス（ちぎる）… 4枚

A
- 白ワインビネガー … 大さじ1
- 玉ねぎ（すりおろす）… 小さじ1

B
- 粉チーズ … 大さじ2
- オリーブ油 … 大さじ1
- 塩 … ふたつまみ
- 黒こしょう … 少々

仕上げ用の粉チーズ … 大さじ½

●作り方

1. ボウルにAを入れて5分おき、Bを混ぜ、パプリカ、レタスを加えてあえる。器に盛り、粉チーズをふる。

＊もち麦、そば米入りごはんを添える

12 いわしときのこの塩麹煮献立

脳を元気にするDHA、悪玉コレステロールを減らすEPAが豊富ないわし。塩麹と甘酒の2種の発酵食品で煮て、腸内環境を整えて美肌効果をねらい、きのこの食物繊維でお通じはすっきり。アスパラに含まれるアスパラギン酸には、疲労回復効果があります。

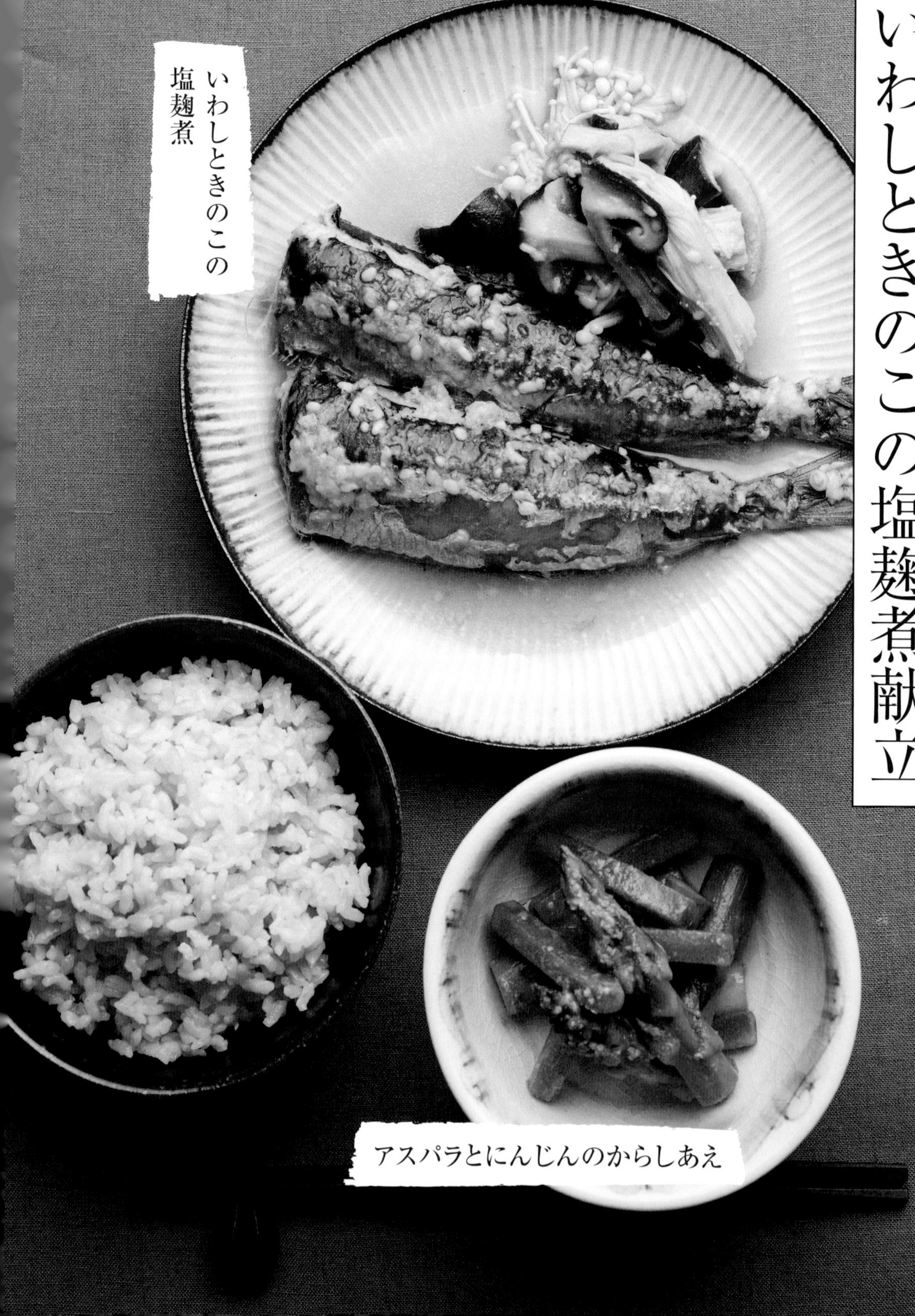

12 いわしときのこの塩麹煮

塩麹としょうがで煮たいわしは、凝縮したうまみとコクがたっぷり。
いわしは冷たい煮汁から煮ると、皮がはがれにくくなります。

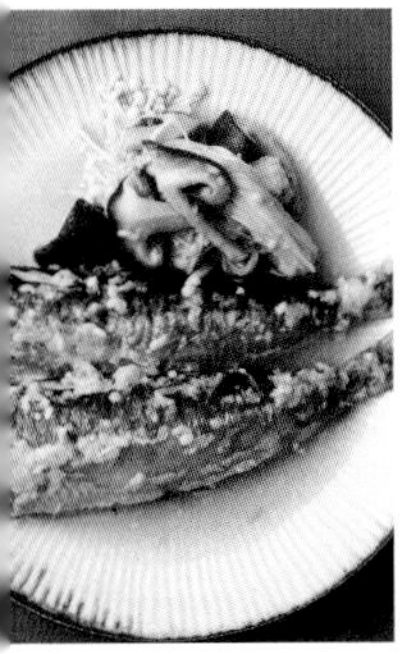

●材料（2人分）

いわし … 小4尾（480g）
生しいたけ（縦4等分に切る）… 3枚
えのきだけ（ほぐす）… 1袋（100g）
A｜塩麹、甘酒（米麹タイプ・または
　みりん）、酒 … 各大さじ2
　しょうが（すりおろす）… 1かけ

●作り方

① いわしは頭を切り、腹を斜めに切って
ワタを除き（81ページ参照）、
よく洗って水けをふく。

② 小さめの鍋にA、❶、水½カップを入れて
火にかけ、煮立ったら全体に煮汁をかけ、
落としぶた（まん中に十字に切り込みを
入れたオーブンシート）をのせて
中火で15分煮る。

③ きのこを加え、中火で2～3分煮る。
＊ごぼう、下ゆでしたこんにゃく、せりやみつばを加えて
煮てもおいしい

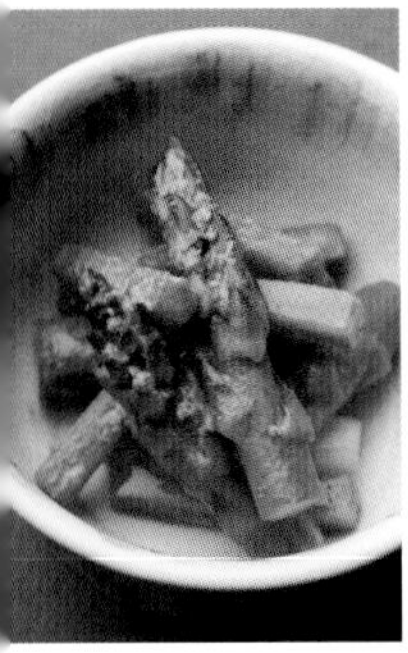

アスパラとにんじんのからしあえ

味つけは、からしじょうゆでごくシンプルに。
野菜は温かいうちに調味料とあえ、味をなじませます。

●材料（2人分）

グリーンアスパラ（下のかたい皮を
　むき、4cm長さに切る）… 1束
にんじん（5mm角の棒状に切る）
　… ⅓本
A｜しょうゆ … 大さじ½
　練りがらし、水 … 各小さじ1

●作り方

① フライパンにアスパラ、にんじん、
水¼カップ、塩少々（分量外）を入れ、
ふたをして火にかけ、煮立ったら中火で
2分蒸しゆでにし、湯をきる。

② ボウルにAを入れて混ぜ、
❶が温かいうちに加えてあえる。

＊発芽玄米を添える

ひじきと大豆の梅煮

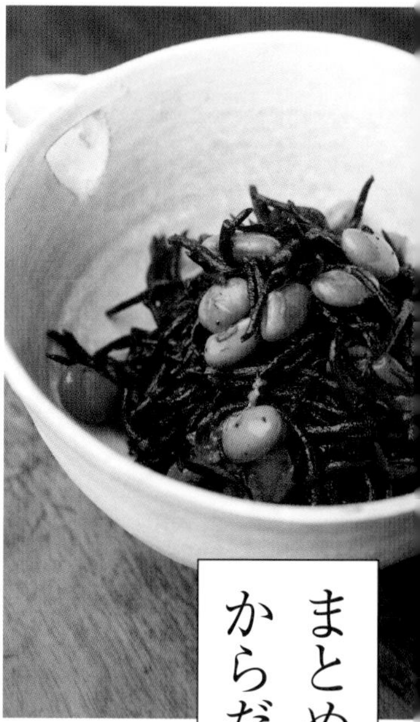

ひじきのカルシウムと食物繊維で、骨や歯を丈夫にしつつ、
腸の調子を整えます。大豆でイソフラボンを補給して若々しく。

●材料（4〜6人分）

芽ひじき（乾燥・たっぷりの水に20分つけて戻し、さっと洗って水けをきる）…½カップ（30g）
ゆで大豆…1カップ（150g）
梅干し（くずす）…1個
だし汁…1カップ
みりん…大さじ1
しょうゆ…大さじ½
塩…小さじ⅓

●作り方

① 鍋に材料をすべて入れて火にかけ、煮立ったらふたをし、中火で汁けがなくなるまで20〜25分煮る。

＊日持ちは冷蔵室で5〜6日

ひじき、れんこん、大豆のサラダ

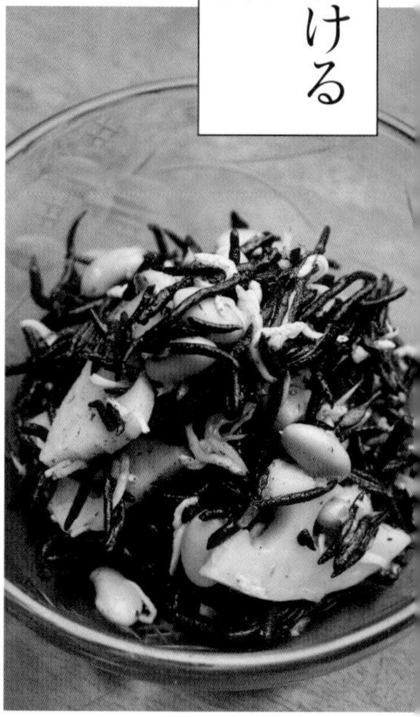

ひじきにじゃこを合わせて、カルシウムをさらにパワーアップ。
れんこんに大豆も入って、ボリュームも満点です。

●材料（4〜6人分）

芽ひじき（乾燥・たっぷりの水に20分つけて戻し、さっと洗って水けをきる）…½カップ（30g）
れんこん（5mm幅のいちょう切り）…1節（200g）
ゆで青大豆（またはゆで大豆）…1カップ（150g）

A
- ちりめんじゃこ…½カップ（30g）
- 紫玉ねぎ（みじん切り）…¼個
- 酢…大さじ3

B
- オリーブ油…大さじ2
- ごま油…大さじ1
- しょうゆ…小さじ1
- 塩…小さじ½

●作り方

① Aはボウルに入れて混ぜ、10分おく。れんこんは塩少々（分量外）を加えた熱湯で4〜5分ゆでてざるに上げ、続けてひじきを入れて5分ゆで、ざるに上げてしっかり水けをきる。

② AにBを加えて混ぜ、大豆、❶が温かいうちに加えてあえる。

＊日持ちは冷蔵室で4〜5日
＊ひじきはしっかりゆでると磯くささがとれ、黒い色がれんこんにうつりにくい

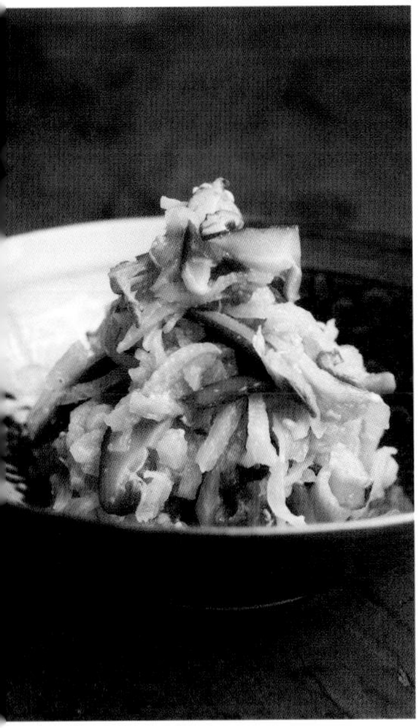

切り干し大根としいたけの塩麹煮

食物繊維やカルシウムを多く含む切り干し大根に、食物繊維、ビタミンD豊富な干ししいたけを合わせて。にんじんを加えても。

●材料（4〜6人分）

切り干し大根（乾燥・さっと洗い、ひたひたの水に15分つけて戻し、水けを絞ってざく切り）… 40g
干ししいたけ（水で戻し、薄切り）… 6枚
干ししいたけの戻し汁½カップ＋水 … 2カップ
塩麹、甘酒（米麹タイプ・またはみりん）… 各大さじ2

●作り方

① 鍋に材料をすべて入れて火にかけ、煮立ったら中火で汁けがほとんどなくなるまで20分煮る。

＊日持ちは冷蔵室で4〜5日

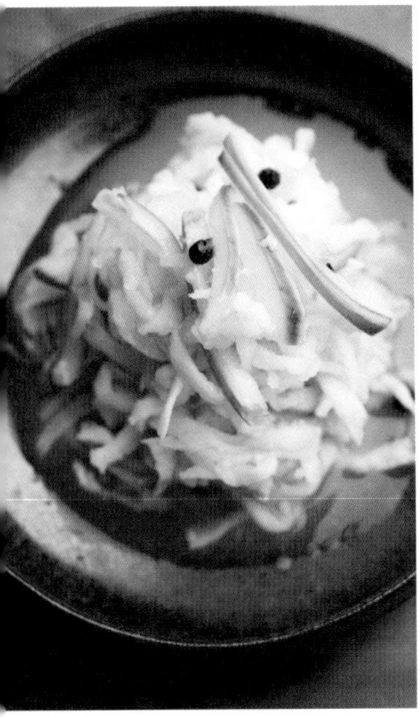

切り干し大根と紫玉ねぎのピクルス

切り干し大根でお通じすっきり、紫玉ねぎで血液サラサラに。ゆで大豆やちりめんじゃこ、刻み昆布を加えても合います。

●材料（4〜6人分）

切り干し大根（乾燥・さっと洗い、ひたひたの水に15分つけて戻し、水けを絞ってざく切り）… 40g
紫玉ねぎ（薄切り）… ½個
A
- 酢、水 … 各½カップ
- 甘酒（米麹タイプ・またはみりん）… 大さじ4
- 塩、黒粒こしょう … 各小さじ1

●作り方

① 切り干し大根は熱湯でさっとゆで、粗熱がとれたら水けを絞る。

② ボウルにAを入れて混ぜ、紫玉ねぎ、❶を加えて30分以上おく。

＊日持ちは冷蔵室で約1週間

レバーの赤ワインしょうが煮

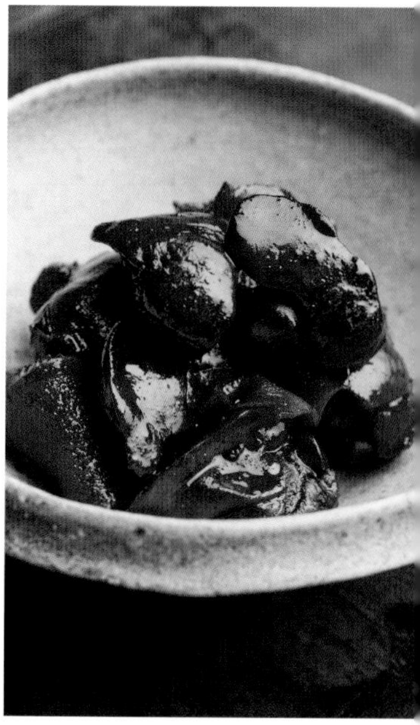

豊富な鉄分、葉酸、ビタミンAで、貧血予防&目、肌、粘膜を健康に。
赤ワインのポリフェノールで、強力な抗酸化(=老化防止)作用も。

●材料(4〜6人分)

鶏レバー…500g

A
- 赤ワイン…½カップ
- しょうゆ、はちみつ…各大さじ2
- しょうが(皮ごと薄切り)…1袋(100g)

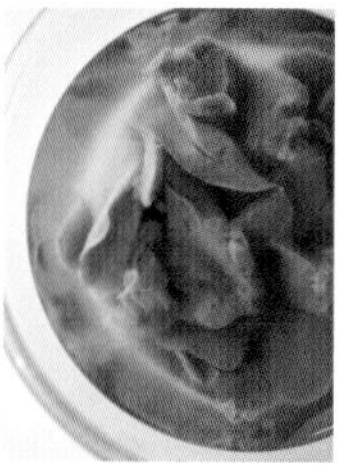

レバーは脂を除いて冷水につけ、手でふり混ぜて血のかたまりや汚れを除くと、くさみがやわらいで食べやすくなる。

●作り方

1. レバーは脂を除いてひと口大に切り、冷水に10分つけ、手でふり混ぜて血のかたまりや汚れを除く。熱湯に入れ、煮立ったら中火で2分ゆで、水にとって洗う。
2. 鍋にA、❶を入れて火にかけ、煮立ったら中火で汁けがなくなるまで20分煮る。

＊日持ちは冷蔵室で4〜5日

ひたし豆

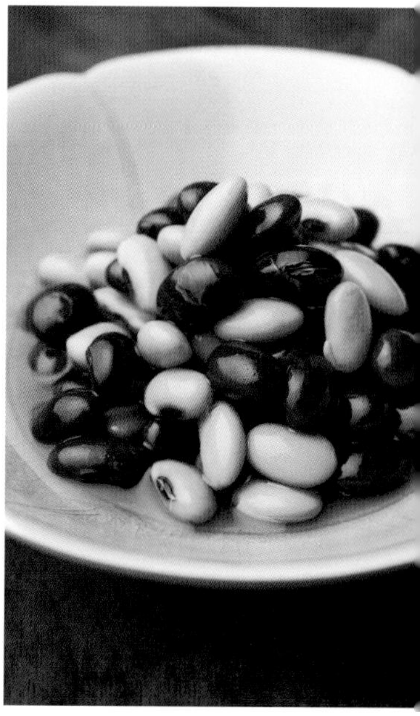

これで、良質なたんぱく質と大豆イソフラボンを毎日摂取。
大豆は黄、青、黒、どの種類で作ってもOKです。

●材料(4〜6人分)

ゆで青大豆、ゆで黒豆…各1カップ(300g)
だし汁…1½カップ
しょうゆ…小さじ2
塩…小さじ1

●作り方

1. 鍋に材料をすべて入れて火にかけ、煮立ったら中火で5分煮、火を止めてそのまま冷ます。

＊日持ちは冷蔵室で4〜5日
＊汁ごと冷凍すれば、日持ちは約1か月

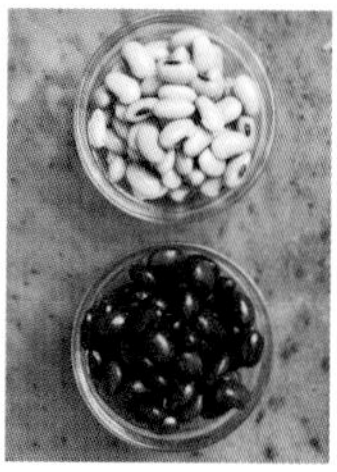

大豆のゆで方

豆は洗い、重量の3倍の水(乾燥豆200gなら水3カップ)にひと晩つけて戻す。ひたした水ごと鍋に入れて火にかけ、煮立ったら泡を除き、弱火で1時間ゆでる。

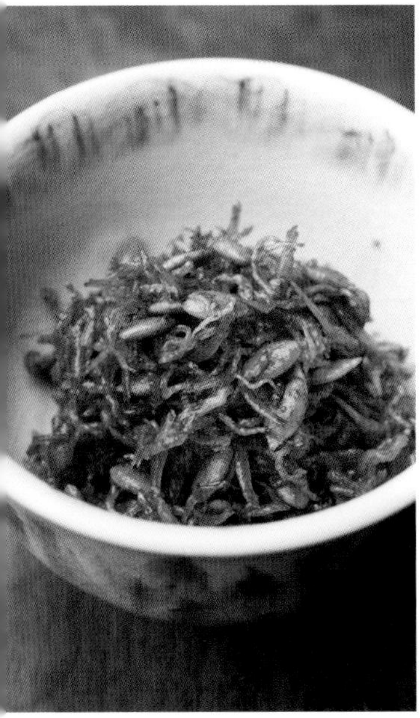

じゃこナッツ

栄養価が高く、韓国では常備菜としておなじみのひと皿。
かぼちゃの種でアンチエイジング。おつまみにもぴったりです。

●材料（4〜6人分）

ちりめんじゃこ
…2カップ弱（100g）
かぼちゃの種…1カップ（100g）
A｜コチュジャン、しょうゆ、
はちみつ、水
…各大さじ1
オリーブ油…大さじ½
ごま油…大さじ1

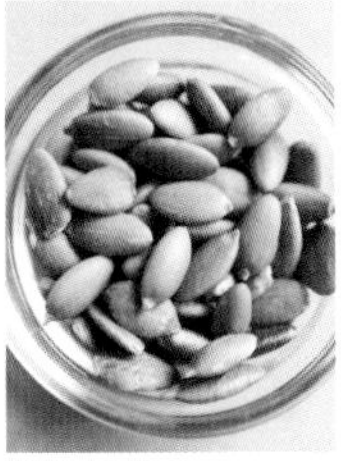

食感がよく、鮮やかな緑色が特徴のかぼちゃの種は、ビタミンやミネラルが豊富。そのまま食べたり、サラダに入れても。

●作り方

① フライパンにオリーブ油を熱し、じゃこ、かぼちゃの種を中火でカリッと炒め、取り出す。

② 続けてAを入れて中火にかけ、混ぜながら泡が立ってとろりとするまで煮詰め、❶を戻して混ぜ、火を止める。冷めたらごま油を混ぜる。

＊日持ちは冷蔵室で約1週間
＊スライスアーモンド、くるみ、ミックスナッツで作ってもおいしい

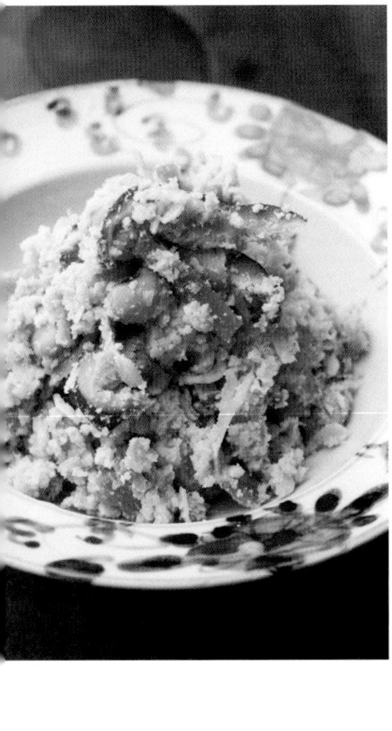

具だくさんおから煮

根菜、きのこ、おからで、食物繊維たっぷりの便秘解消おかず。
溶き卵をからめると、しっとりとまろやかになって、さらにおいしい。

●材料（4〜6人分）

生おから（ラップをかけずに
電子レンジで4分加熱する）
…200g
ごぼう（皮ごとささがき）…⅓本
にんじん（細切り）…⅓本
干ししいたけ（水で戻し、薄切り）
…4枚
ゆで大豆…½カップ（75g）
小えび（乾燥）…¾カップ（20g）
A｜だし汁…2カップ
しょうゆ、砂糖、みりん、
酒…各大さじ1
塩…小さじ½
ごま油…大さじ1

●作り方

① 鍋にごま油を熱し、ごぼう、にんじんを中火でしんなり炒め、おからを加えてなじむまで炒める。

② しいたけ、大豆、小えび、Aを加え、ふたをして中火で15分煮る。

＊日持ちは冷蔵室で4〜5日

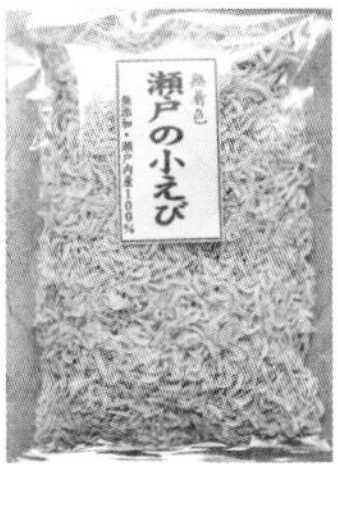

小えびは、瀬戸内海などでとれるアキアミ（えび）を乾燥させたもの。うまみが強く、カルシウムもたっぷり。卵焼きやナムルに加えたりと、桜えびがわりにも。

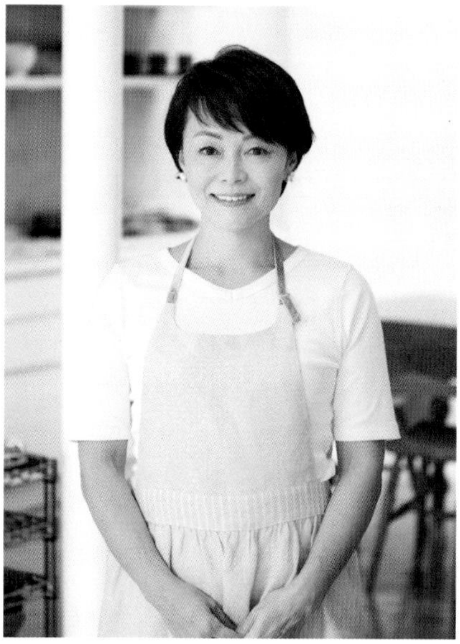

藤井 恵 (ふじい めぐみ)

1966年、神奈川県生まれ。管理栄養士。女子栄養大学卒業後、料理番組、フードコーディネーターのアシスタントなどを経て、料理研究家に。著書に『からだ整えおにぎりとみそ汁』『もっと からだ整えおにぎりとみそ汁』『「からだ温め」万能だれで免疫力アップごはん』『和えサラダ』『家庭料理のきほん200』『うちで作るから最高においしい！ から揚げ つくね ギョウザ 春巻きの本』『のっけ弁100』『世界一美味しい！ やせつまみの本』(すべて小社刊) など多数。

50歳からのからだ整え2品献立

著　者／藤井 恵
編集人／足立昭子
発行人／殿塚郁夫
発行所／株式会社 主婦と生活社
〒104-8357　東京都中央区京橋3-5-7
☎03-3563-5321 (編集部)
☎03-3563-5121 (販売部)
☎03-3563-5125 (生産部)
https://www.shufu.co.jp
印刷所／ TOPPAN株式会社
製本所／共同製本株式会社
ISBN978-4-391-15426-9

アートディレクション・デザイン／小林沙織
撮影／木村 拓 (東京料理写真)
スタイリング／大畑純子

撮影協力／ UTUWA
東京都渋谷区千駄ヶ谷3-50-11
明星ビルディング1F
☎03-6447-0070

取材／中山み登り
校閲／滄流社
編集／足立昭子